ANTONIO J. MONROY ANTÓN

GUÍA PRÁCTICA DE MUSCULACIÓN:
EL MIEMBRO INFERIOR

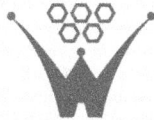

WANCEULEN
EDITORIAL DEPORTIVA

Título: GUIA PRÁCTICA DE MUSCULACIÓN: EL MIEMBRO INFERIOR

Autor: ANTONIO J. MONROY ANTÓN

Editorial: WANCEULEN EDITORIAL DEPORTIVA, S.L.
               C/ Cristo del Desamparo y Abandono, 56   41006 SEVILLA
               Tlfs 954656661   y   954921511 - Fax: 954921059
               www.wanceulen.com   infoeditorial@wanceulen.com

I.S.B.N.:   978-84-9823-643-9
Dep. Legal:
©Copyright: WANCEULEN EDITORIAL DEPORTIVA, S.L.
Primera Edición: Año 2011
Impreso en España: Publidisa

A Carmen, mi mujer

ÍNDICE

Antonio J. Monroy Antón (Madrid, 1971) es en la actualidad profesor de las Universidades Autónoma y Complutense de Madrid. Licenciado como número 1 de su promoción en la Facultad de CC. de la Actividad Física y del Deporte, fue el primer Doctor Europeo que defendió su tesis doctoral en inglés en dicha Facultad en la Universidad Politécnica de Madrid. Además, es Master en dirección de organizaciones e instalaciones deportivas por la misma Universidad, Licenciado en CC. Empresariales por la Universidad Autónoma de Madrid, donde también realizó un DEA en Derecho Mercantil, Diplomado en Fisioterapia por la Universidad Alfonso X de Madrid y Licenciado en Derecho por la UNED.

Ha asistido como ponente invitado a multitud de Congresos internacionales sobre actividad física en todo el mundo y ha impartido clases magistrales en diversas Universidades extranjeras de prestigio, como la Università degli Studi di Roma, el Regent´s College de Londres, la Saint Petersburg University, la University of Brno o la Universidad de Coimbra, entre otras.

Es autor de varios libros entre los que destacan *Atletismo para niños*, *Instalaciones deportivas* e *Historia del Deporte: de la prehistoria al Renacimiento*.

PRÓLOGO

El deporte, como se ha venido demostrando a lo largo del tiempo, es una práctica saludable que reporta diversos beneficios a la salud. Éstos van desde los físicos o fisiológicos hasta los psicológicos. La reducción del estrés, mejora de la calidad de vida y sensación de bienestar que se obtiene tras la práctica de actividad física, son varios de los motivos por los cuales los expertos recomiendan la práctica asidua de ejercicio físico. Éste se puede realizar de diversos modos: al aire libre, como puede ser la carrera; en sitios cerrados, como polideportivos o gimnasios; en equipo o individualmente, etc.

Ya desde hace varios años está creciendo un culto al cuerpo que no existía años atrás. Los centros deportivos destinados a la práctica de actividad física, gimnasios, clubes etc., donde las posibilidades son diversas, están alcanzando un gran auge. Desde la clásica sala de musculación a actividades de todo tipo como spinning, aerobic, Pilates... Resulta por desgracia habitual en nuestro país el hecho de que, a cargo de estas actividades, se encuentre un instructor o monitor cuya formación en el ámbito, en muchos casos, pasa simplemente por un título no homologado y expedido por Asociaciones desconocidas, frecuentemente americanas, o por clubes que los entregan a cambio de unos cursos cuya duración es de unos meses o incluso días.

¿Están realmente perfectamente preparadas aquellas personas que nos van a instruir o enseñar algo que reporta beneficio a nuestro cuerpo, con un período de formación más que reducido? ¿Acaso sólo es necesario conocer la ejecución de diversas actividades para ser instructor? Lo que entra en juego en estos casos es el cuerpo humano, y éste va mucho más allá de un conjunto de huesos y músculos que se activan para generar un movimiento. En el estudio del cuerpo entran diversas disciplinas que desde la antigüedad se han preocupado por analizarlo y mejorar su rendimiento. Empezando por la más importante, la anatomía humana, la cual permite el conocimiento completo de aquél con sus distintos huesos, músculos, articulaciones, órganos, etc., y pasando por otras como la fisiología, que sirve para entender los procesos del organismo tanto durante los períodos de actividad física como en su ausencia, indicando los cambios o modificaciones que se producen en el organismo. Pero en el cuerpo también está la psique, es decir, la mente humana como parte del cuerpo. Por tanto, la psicología humana y, en este caso, del deporte también juega un papel importante en la formación de todo aquello que tenga que ver con la actividad física en el hombre. Conocer sus reacciones, sus pensamientos, sus beneficios a nivel psicológico es de gran importancia de cara a poder ser un profesional que va a tratar de difundir conocimientos o simplemente actuar como docente ante un grupo de practicantes.

En muchos casos no se valora de forma correcta la formación del monitor o instructor, bien sea por unos motivos u otros (económicos en gran medida) y es frecuente encontrar en centros dedicados a la práctica de actividad física a personas a cargo de actividades o salas de musculación con la mínima titulación. Este hecho podría hacerse plantear al usuario si esa persona es adecuada para instruirle o para confeccionarle un plan de entrenamiento que se adecue a sus características y necesidades personales. Y es que hay que recordar que la actividad física no es igual para todos. Uno de los principios del entrenamiento es el principio de individualización, es decir, que no todas las personas están creadas con la misma capacidad para adaptarse al entrenamiento deportivo. Por tanto, cualquier programa de entrenamiento debe tener en cuenta las necesidades y capacidades específicas de los individuos para los que está diseñado. He aquí donde considero que radica la importancia de una correcta formación por parte del profesional que está a cargo de la actividad.

Muchos de estos monitores, profesionales o simplemente usuarios de centros deportivos e incluso practicantes de actividad física, recurren a la literatura existente en la materia tanto para formarse mejor como para conocer las actividades a realizar. Y no siempre encuentran una guía adecuada en la que se expliquen con claridad la forma de ejecución de los distintos ejercicios, la musculatura implicada en cada uno de ellos o, simplemente, las precauciones que se deben tomar como el debido calentamiento o los estiramientos posteriores. En este libro se presentan multitud de ejercicios claramente explicados e ilustrados mediante fotografías que permitirán al lector comprender de la mejor forma su ejecución. Una vez mencionada la importancia de la correcta formación del profesional, sólo resta destacar la del autor de este libro. Antonio Monroy, por su formación como Doctor con mención Europea en Ciencias de la Actividad Física y del Deporte, Máster en Dirección de Organizaciones e Instalaciones Deportivas y Licenciado en Ciencias de la Actividad Física y del Deporte como número uno de su promoción, y su experiencia de casi veinte años en el mundo de la musculación, está muy lejos de tantos y tantos monitores, instructores o muchos de los autodenominados "entrenadores personales" cuya capacidad no resistiría la más mínima prueba, y que tanto daño hacen con su intrusismo a esta profesión. Esta vasta y más que completa formación y experiencia del autor hacen que esta *Guía de Musculación* sirva de gran ayuda a todos aquéllos que deseen conocer lo relativo a la musculación con sus diversos y variados ejercicios.

Gema Sáez Rodríguez
Profesora de la Universidad de Alcalá
Departamento de Didáctica de la expresión corporal

INTRODUCCIÓN

Esta guía de musculación pretende ser de ayuda tanto a aquél que se inicia en estas lides, deseoso de mejorar su forma física sin contar apenas con conocimientos en la materia, como a monitores y expertos que, conocedores de las técnicas de musculación y su ejecución correcta, necesitan una recopilación de ejercicios de cierta variedad para no caer siempre en las mismas rutinas, que finalmente se convierten en entrenamientos monótonos y aburridos para sus clientes. La obra es fruto de más de quince años de entrenamiento tanto propio como ajeno, y los efectos de los ejercicios recogidos han sido contrastados directamente por el autor en multitud de personas.

El libro se presenta en un lenguaje sencillo pero no por ello vulgar, con el objetivo de ser entendido por todos sin perder un ápice de categoría científica.

La presentación de los ejercicios se divide en varios apartados. En primer lugar se indican los músculos implicados en ellos, dividiéndolos en principales y secundarios. Esta división no indica que los músculos secundarios trabajen menos –de hecho, en algunos casos pueden estar trabajando al 100% de intensidad- sino que su contribución al movimiento es mucho menor, de forma que son los principales los que aportan en su gran mayoría la fuerza necesaria para realizarlo. También y en cuanto a la musculatura implicada, en ocasiones no se recogen todos los músculos que intervienen en el ejercicio por ser la aportación de algunos realmente ínfima o por trabajar tan sólo como equilibradores. El motivo es que de no hacerlo así, en muchos ejercicios se estaría obligado a señalar prácticamente todos los músculos del cuerpo, ya que actúan como apoyo a la acción de una forma mínima.

A continuación se recoge el calentamiento necesario para realizar los ejercicios. Esta parte, tradicionalmente olvidada en las guías y tratados de musculación, es esencial para prevenir lesiones y para poder rendir al máximo en las series posteriores. Los ejercicios de calentamiento se deben realizar siempre con un peso ligero o moderado y en progresión, aumentándolo poco a poco. En el calentamiento señalado en cada ejercicio de esta guía no se incluyen las primeras series de los ejercicios a realizar que, lógicamente, siempre deberán realizarse con cargas ligeras y servir para ese mismo objetivo.

Los apartados de la ejecución correcta y los errores más comunes ayudarán precisamente a evitar éstos, señalando incluso con imágenes los defectos a evitar tanto para lograr maximizar el efecto del ejercicio como, sobre todo, para prevenir lesiones.

Los estiramientos, al igual que el calentamiento, son imprescindibles una vez realizado el trabajo muscular, sobre todo si se lleva a cabo con cargas altas.

El apartado de ayudas recogido en el texto está encaminado a mejorar la ejecución del ejercicio desde un punto de vista técnico así como a permitir la utilización de grandes pesos sin riesgos. Los principiantes no siempre son conscientes de la importancia de llevar a cabo bien la ayuda, situándose en el sitio incorrecto o ejerciendo la fuerza en un lugar no conveniente, con lo que pueden incluso causar lesiones al ejecutante.

Por último, una de las grandes causas de abandono de los programas de musculación es la monotonía. Para combatirla, se recoge en esta obra un apartado de variantes para cada ejercicio con el fin de que, para conseguir el mismo efecto, se disponga de varias posibilidades de ejecución.

Este segundo libro está dedicado al miembro inferior, y en él se recogen ejercicios que, para su mejor comprensión por los noveles, se han dividido en bloques denominados pierna, muslo-parte anterior, glúteos, isquiotibiales, abductores y adductores. Es cierto que algunos grupos, como los de glúteos y abductores podrían ir unidos, ya que los glúteos son los más potentes abductores de cadera del cuerpo humano. Igualmente, en muchos de los ejercicios señalados para la parte anterior del muslo intervienen también los glúteos. Sin embargo, la división efectuada es quizá más comprensible para personas no expertas y ése es el motivo de la misma.

Antonio J. Monroy Antón
Dr. Europeo en CC. de la Actividad Física y del Deporte
Profesor de la Universidad Autónoma de Madrid

A) PIERNA

1. ELEVACIONES DE TALONES

Músculos implicados:

- principales: gemelos y sóleo.
- secundarios: no hay.

Calentamiento

Este ejercicio no requiere un calentamiento especial, dado que la musculatura principal implicada en él se utiliza constantemente para caminar y suele estar preparada para empezar con series de cargas bajas.

Ejecución correcta

De pie, con el tronco recto, piernas extendidas, puntas de los pies apoyadas en un bordillo, escalón o similar, y parte trasera del pie en el aire, realizar elevaciones y descensos del tronco mediante una flexión plantar y dorsal del pie, sin flexionar para nada el tronco, cadera o rodillas. En caso de querer realizarse con carga, se colocaría una barra detrás de la cabeza. Con pesos elevados la carga debería ser guiada, en máquina.

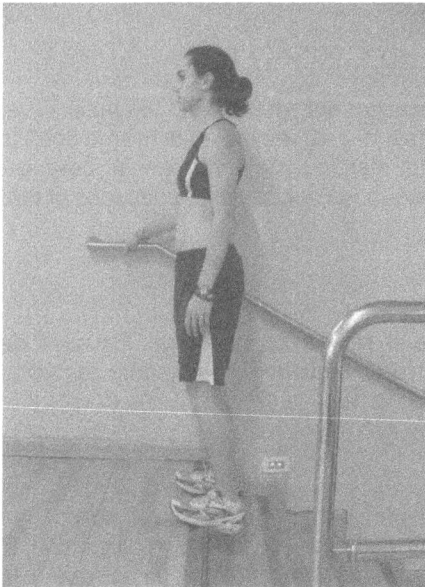

Posición inicial   Posición final

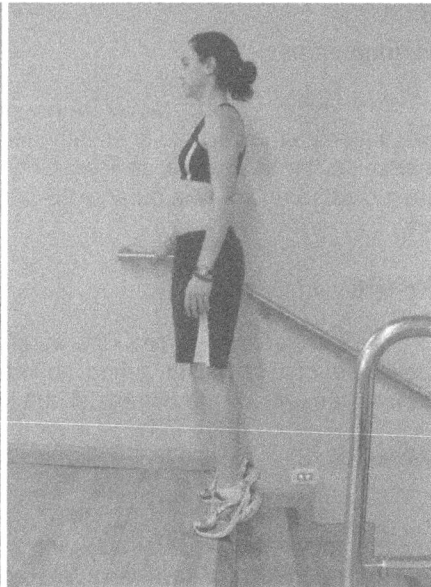

13

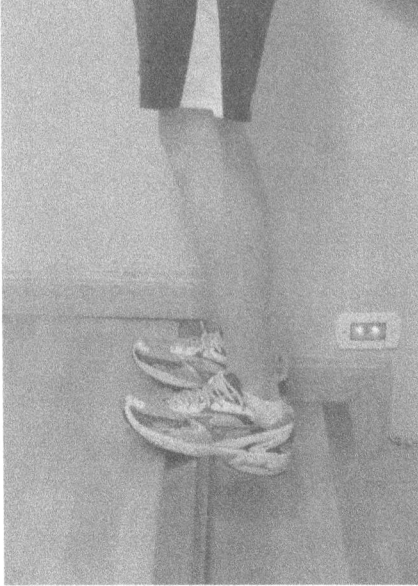

Posición inicial   Posición final

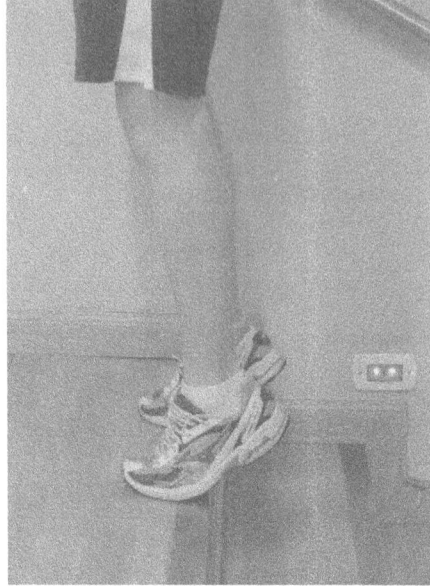

Errores más comunes

- arquear la zona lumbar
- realizar movimientos de poca amplitud.

Estiramientos

Si bien el calentamiento no necesita ser demasiado específico, el estiramiento en este caso sí es muy necesario, y se realiza en el mismo bordillo o escalón, en la postura de ejecución del ejercicio, dejando caer el peso del cuerpo sobre un solo pie durante 15-20 segundos, y cambiando después al otro pie.

Ayudas

Este ejercicio no requiere ayudas si se realiza sin carga. En caso de realizarse con carga, la ayuda se realizaría elevando ligeramente la barra, preferentemente desde detrás del que lo ejecuta.

Variantes

Este ejercicio, para personas con problemas lumbares que no puedan soportar peso de forma directa sobre la columna, se puede realizar con el tronco flexionado por la cadera, los antebrazos apoyados en un soporte y la carga encima de la zona lumbar.

2. ELEVACIONES DE TALONES EN MÁQUINA

Músculos implicados:

- principales: gemelos y sóleo.
- secundarios: no hay.

Calentamiento

Este ejercicio no requiere un calentamiento especial, dado que la musculatura principal implicada en él se utiliza constantemente para caminar y suele estar preparada para empezar con series de cargas bajas.

Ejecución correcta

De pie, con el tronco recto, piernas extendidas, puntas de los pies apoyadas en el soporte que para ello tiene la máquina, parte trasera de los pies en el aire y hombros bajo la parte forrada de la máquina, realizar elevaciones y descensos del tronco mediante una flexión plantar y dorsal del pie, sin flexionar para nada el tronco, cadera o rodillas.

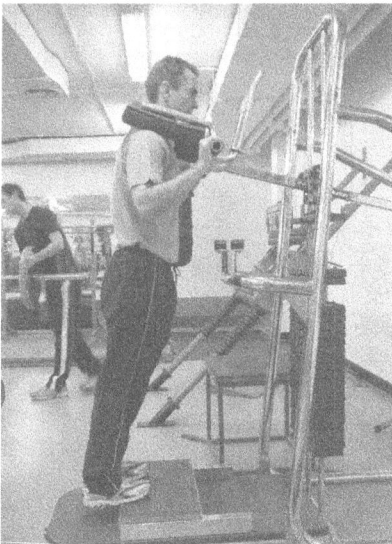

Posición inicial   Posición final

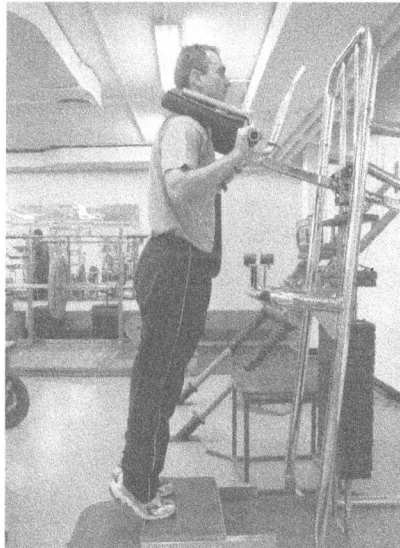

Errores más comunes

- arquear la zona lumbar
- realizar movimientos de poca amplitud.

Estiramientos

Si bien el calentamiento no necesita ser demasiado específico, el estiramiento en este caso sí es muy necesario, y se realiza en un bordillo o escalón, en la postura de ejecución del ejercicio, dejando caer el peso del cuerpo sobre un solo pie durante 15-20 segundos, y cambiando después al otro pie.

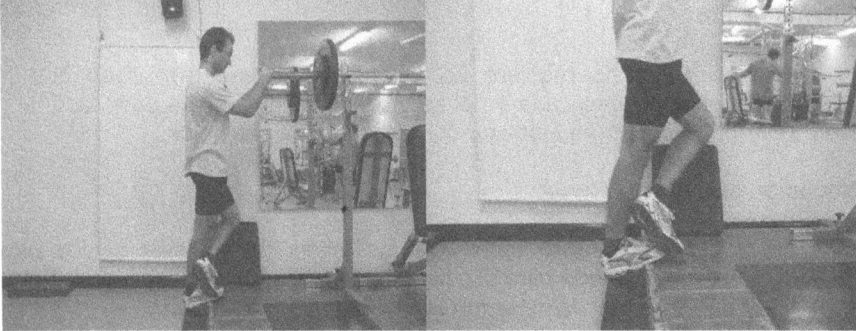

Estiramiento de gemelos y sóleo

Ayudas

La ayuda en este ejercicio se realiza elevando ligeramente la carga mediante un empuje por la zona de soporte de los hombros, preferentemente desde detrás del que lo ejecuta.

Variantes

Este ejercicio no tiene variantes de interés, salvo el colocar las puntas de los pies hacia fuera o hacia dentro (rotación externa o interna), para incidir más en unas u otras fibras.

3. FLEXIONES DE TOBILLO EN MÁQUINA SENTADO

Músculos implicados:

- principales: sóleo.
- secundarios: gemelos.

Calentamiento

Este ejercicio no requiere un calentamiento especial, dado que la musculatura principal implicada en él se utiliza constantemente para caminar y suele estar preparada para empezar con series de cargas bajas.

Ejecución correcta

Sentado, con el tronco recto, rodillas extendidas, puntas de los pies apoyadas en el soporte que al efecto tiene la máquina y parte trasera de los pies en el aire, realizar sucesivamente flexiones plantares y dorsales de los pies.

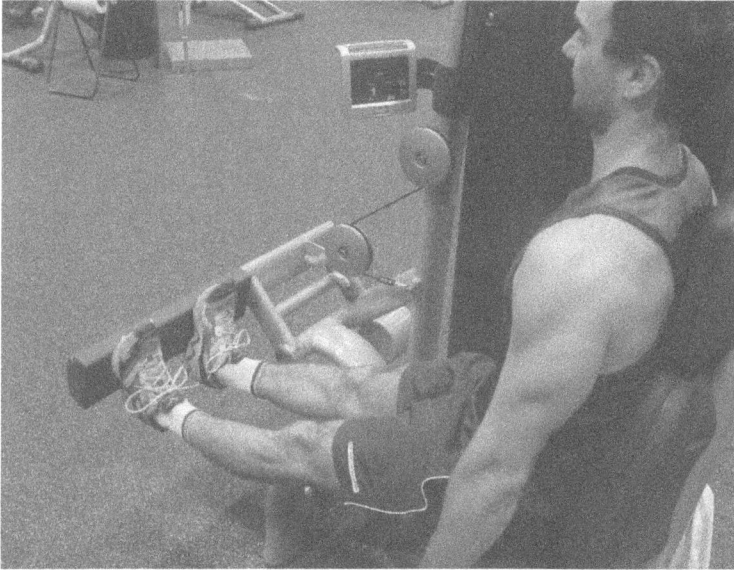

Posición inicial

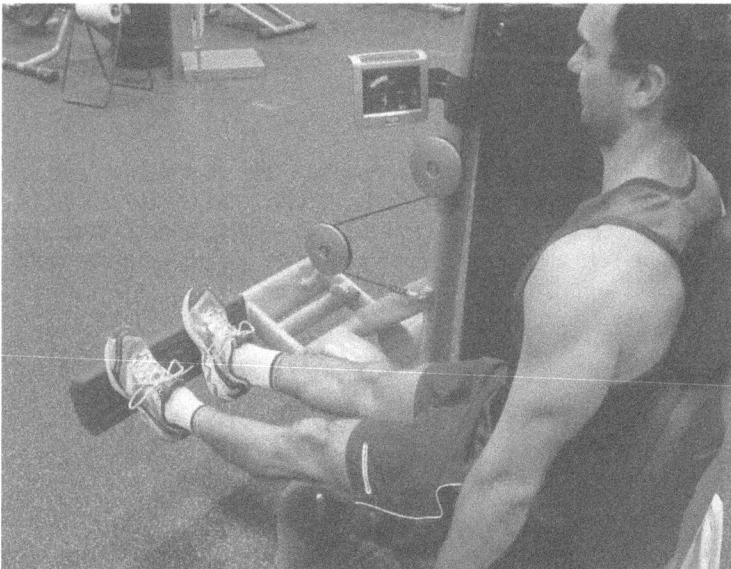

Posición final

Errores más comunes

- realizar movimientos de poca amplitud
- flexionar las rodillas
- separar los glúteos del asiento.

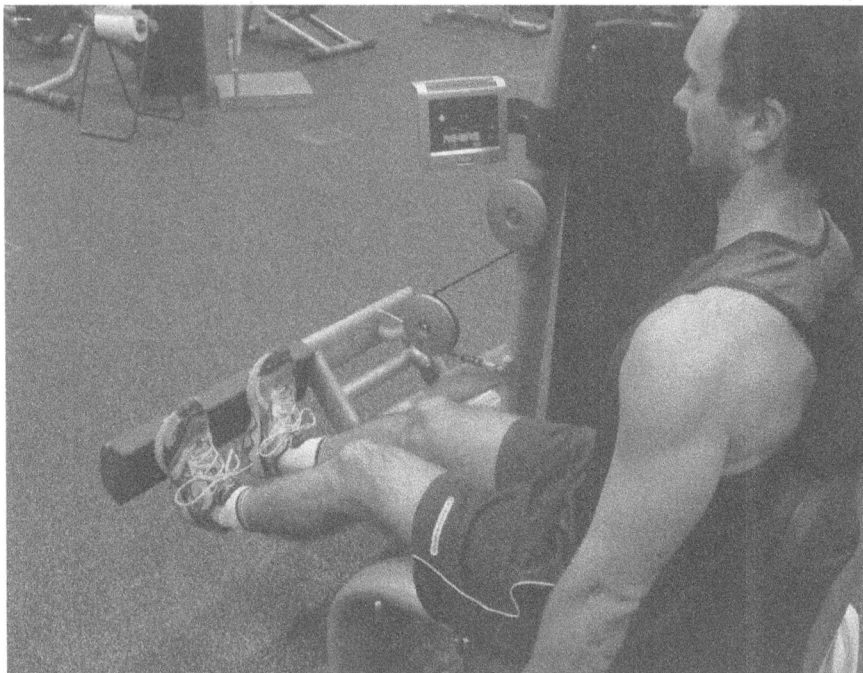

Error: flexionar las rodillas

Estiramientos

Si bien el calentamiento no necesita ser demasiado específico, el estiramiento en este caso sí es muy necesario, y se realiza en un bordillo o escalón, de pie, con tronco recto y rodillas extendidas, dejando caer el peso del cuerpo sobre un solo pie durante 15-20 segundos, y cambiando después al otro pie.

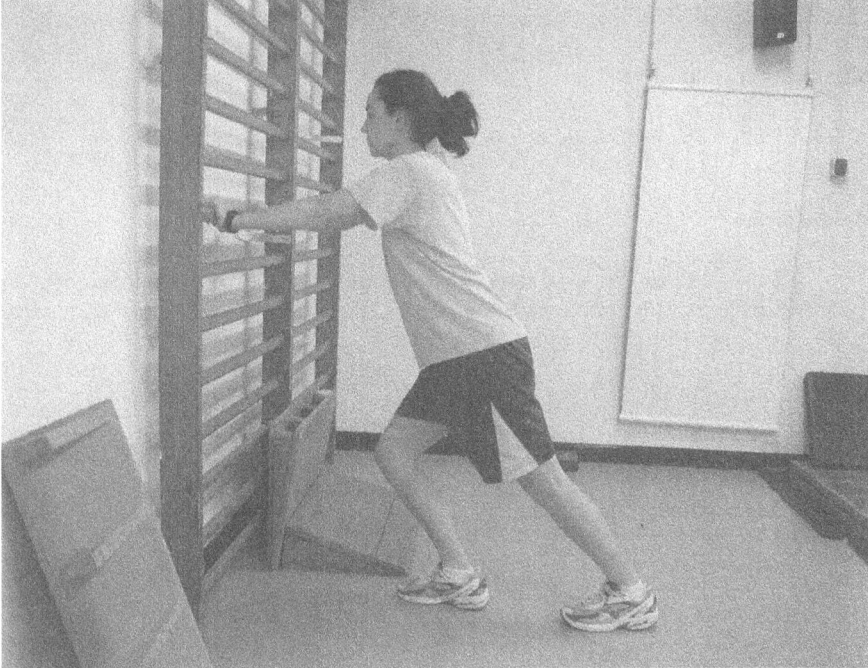

Estiramiento de gemelos y sóleo

Ayudas

Por el propio diseño de la máquina, las ayudas son complicadas y es mucho más sencillo disminuir el peso en caso de que no se pueda elevar correctamente la carga.

Variantes

Este ejercicio no tiene variantes de interés, salvo el colocar las puntas de los pies hacia fuera o hacia dentro (rotación externa o interna), para incidir más en unas u otras fibras.

4. EXTENSIONES DE PIES EN PRENSA

Músculos implicados:

- principales: gemelos y sóleo.
- secundarios: no hay.

Calentamiento

Este ejercicio no requiere un calentamiento especial, dado que la musculatura principal implicada en él se utiliza constantemente para caminar y suele estar preparada para empezar con series de cargas bajas.

Ejecución correcta

Sentado en una máquina de prensa, con las rodillas en extensión completa, realizar flexiones plantares y dorsales de pie manteniendo en todo momento la extensión de rodillas.

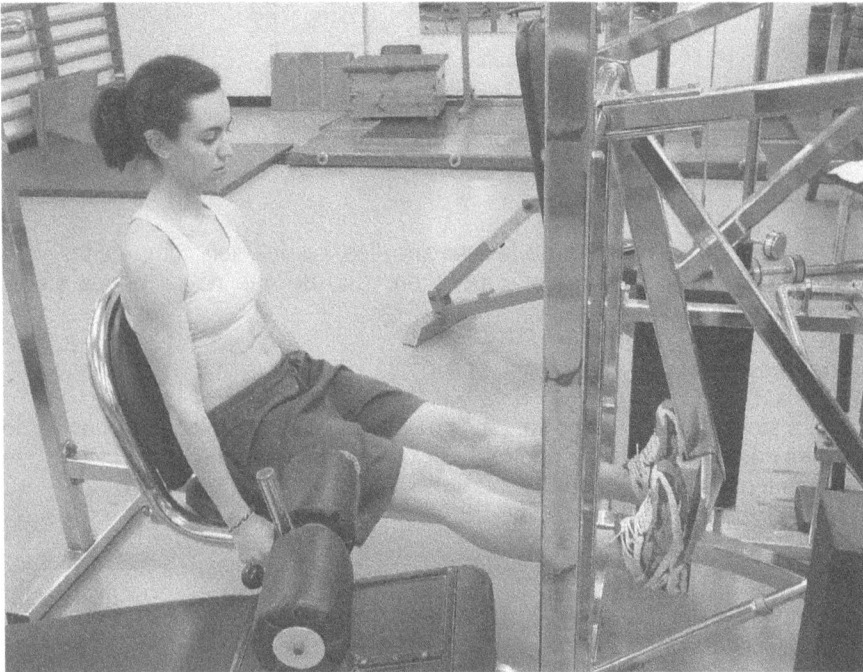

Posición inicial

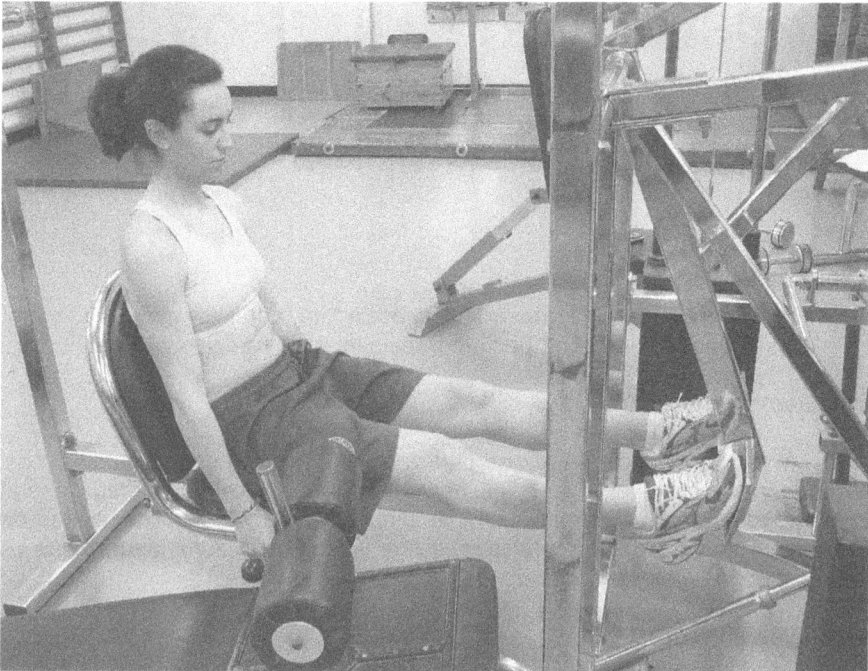

Posición final

Errores más comunes

- realizar movimientos de poca amplitud
- doblar las rodillas.

Estiramientos

Si bien el calentamiento no necesita ser demasiado específico, el estiramiento en este caso sí es muy necesario, y se realiza en un bordillo o escalón, de pie, con tronco recto y rodillas extendidas, dejando caer el peso del cuerpo sobre un solo pie durante 15-20 segundos, y cambiando después al otro pie.

Ayudas

La ayuda en este ejercicio se realiza –en función del diseño de la prensa- con las manos o con los pies, empujando el soporte ligeramente para reducir el peso al que se tiene que enfrentar el ejecutante.

Variantes

Este ejercicio no tiene variantes de interés, salvo el colocar las puntas de los pies hacia fuera o hacia dentro (rotación externa o interna), para incidir más en unas u otras fibras.

21

B) MUSLO. PARTE ANTERIOR.

5. SENTADILLA

Músculos implicados:

- principales: cuádriceps, glúteos.
- secundarios: sartorio, tensor de la fascia lata, adductor mayor, adductor medio, adductor menor, pectíneo, recto interno, gemelos y sóleo.

Calentamiento

Al ser un ejercicio en el que participan, en mayor o menor medida, casi todos los músculos del cuerpo, es necesario un buen calentamiento general como puede ser correr a ritmo bajo 10 minutos, realizar flexo-extensiones de brazo, piernas y tronco y, sobre todo, estiramientos de la zona lumbar, que es la que soporta una mayor sobrecarga.

Ejecución correcta

De pie, con una barra detrás del cuello, sobre los trapecios, agarrada con las manos a una anchura cómoda para la ejecución, realizar descensos y elevaciones continuas flexionando las rodillas y la cadera, bajando hasta que las rodillas alcancen aproximadamente los 90° de flexión. Es importante que el tronco permanezca recto, con una ligera inclinación hacia delante pero nunca excesiva, y sin aumentar tampoco exageradamente la curvatura lumbar. Se puede colocar un pequeño soporte en la parte trasera de los pies para guardar mejor el equilibrio.

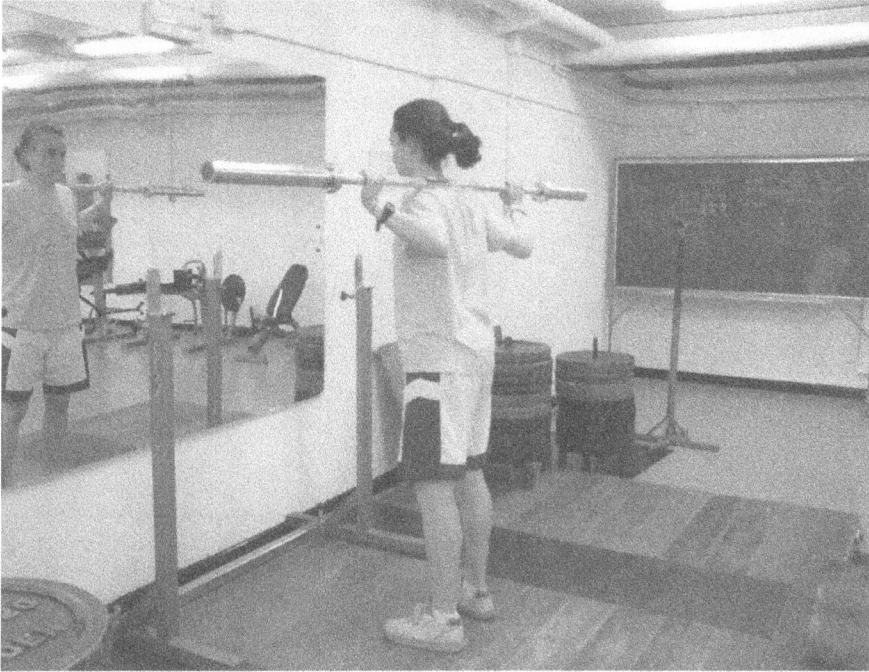

Posición inicial

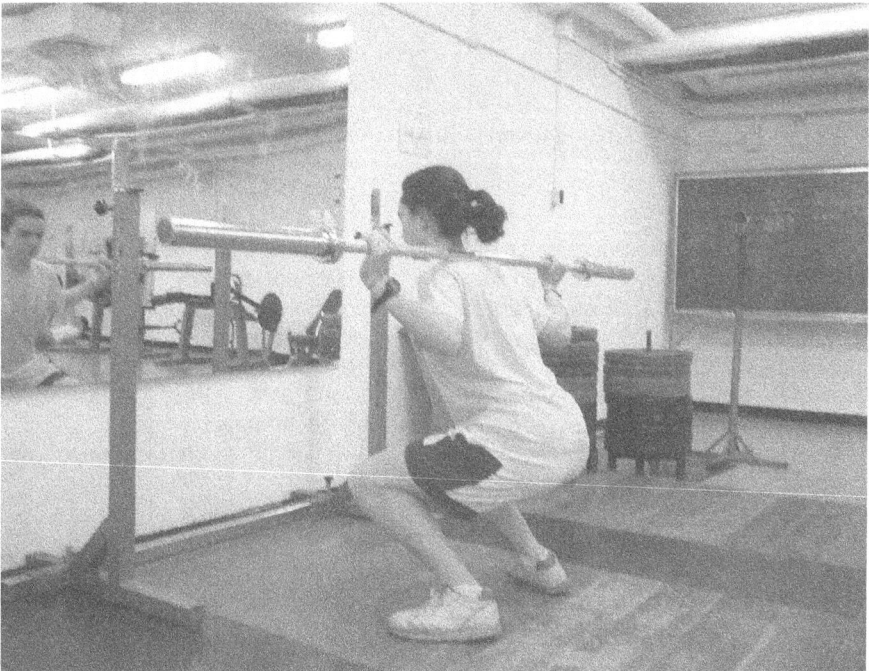

Posición final

Errores más comunes

- arquear en exceso la zona lumbar
- realizar movimientos de poca o demasiada amplitud
- inclinar el tronco hacia delante.

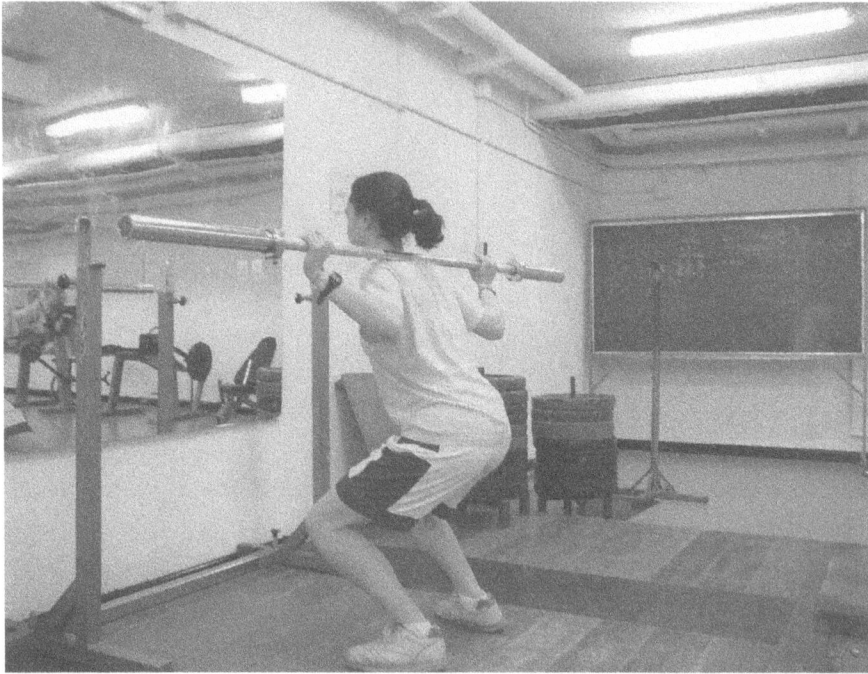

Error: movimiento de poca amplitud

Estiramientos

El estiramiento principal en este ejercicio es el de cuádriceps (llevando el talón al glúteo) y de glúteo (sentado con una pierna extendida y apoyada por completo en el suelo, se cruza la otra por encima y flexionada, traccionando de la rodilla hacia el lado contrario y sin despegar el pie del suelo). También conviene estirar los gemelos (subiendo con la parte anterior del pie en un bordillo o step y dejando caer el peso sobre una sola pierna durante 15-20 segundos) y los adductores (con abducciones de ambas piernas a la vez y tronco ligeramente flexionado, apoyando los antebrazos en un banco, por ejemplo).

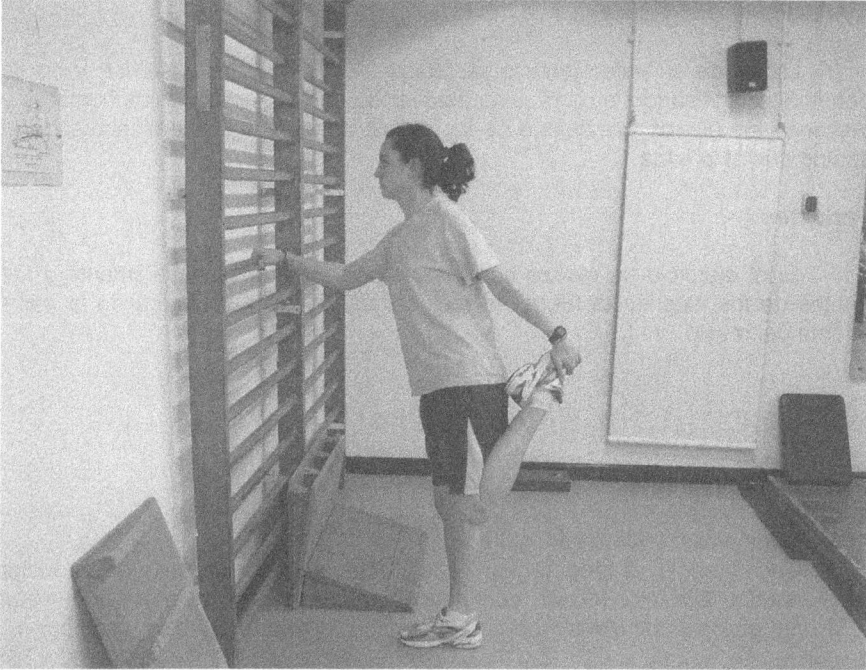

Estiramiento de cuádriceps

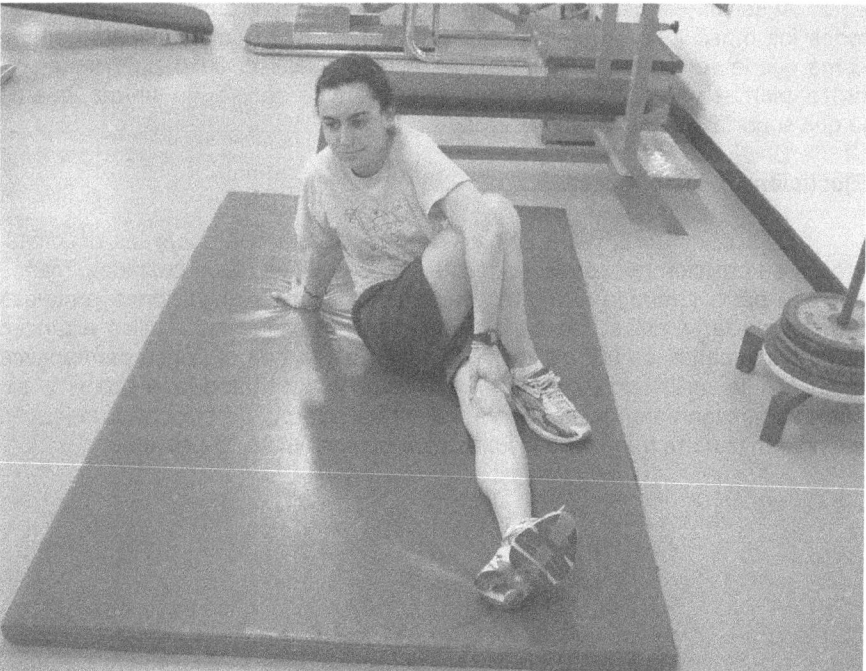

Estiramiento de glúteo

Ayudas

La ayuda en este ejercicio se realiza desde la parte posterior, y no se debe hacer agarrando la barra, sino abrazando al ejecutante por los hombros y metiendo los brazos por debajo de las axilas, descendiendo y ascendiendo al tiempo que él lo hace.

Variantes

Si el ejercicio se realiza con las piernas separadas ampliamente y las puntas de los pies hacia fuera, se incide más en la musculatura de la parte interna del muslo.

6. SENTADILLA CON BARRA DELANTE

Músculos implicados:

- principales: cuádriceps, glúteos.
- secundarios: sartorio, tensor de la fascia lata, adductor mayor, adductor medio, adductor menor, pectíneo, recto interno, musculatura abdominal en general, deltoides (sobre todo porción anterior), gemelos y sóleo.

Calentamiento

Al ser un ejercicio en el que participan, en mayor o menor medida, casi todos los músculos del cuerpo, es necesario un buen calentamiento general como puede ser correr a ritmo bajo 10 minutos, realizar flexo-extensiones de brazo, piernas y tronco y, sobre todo, estiramientos de la zona lumbar, que es la que soporta una mayor sobrecarga.

Ejecución correcta

De pie, con una barra delante del cuello, apoyada sobre los deltoides, brazos en posición horizontal, codos flexionados, antebrazos cruzados, manos sobre la barra y mirada al frente, realizar descensos y elevaciones continuas flexionando las rodillas y la cadera, bajando hasta que las rodillas alcancen aproximadamente los 90º de flexión. Es importante que el tronco permanezca recto, sin la inclinación con que se ejecutaba la sentadilla anterior, y sin aumentar exageradamente la curvatura lumbar. Se puede colocar un pequeño soporte en la parte trasera de los pies para guardar mejor el equilibrio.

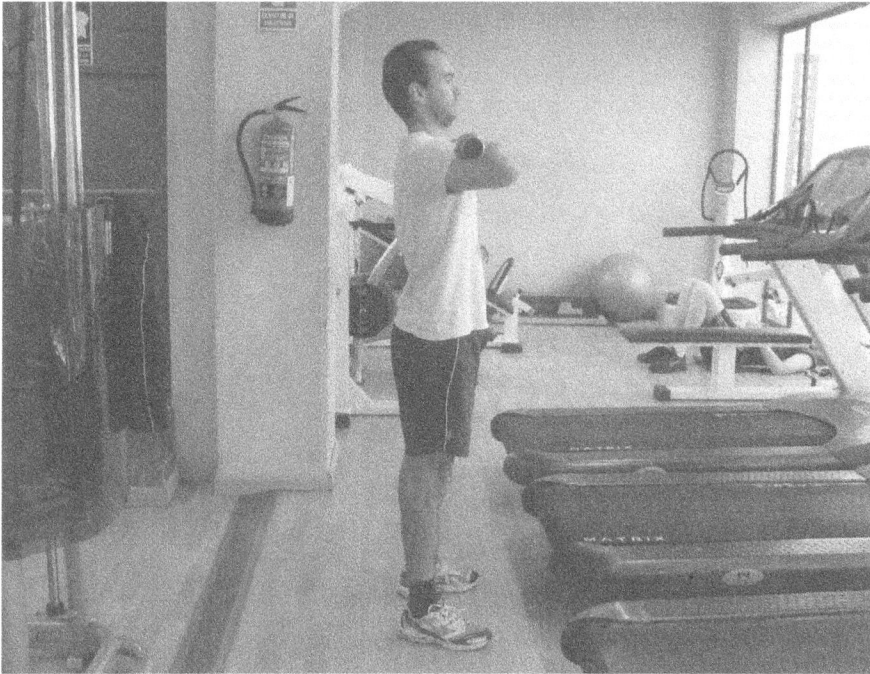

Posición inicial

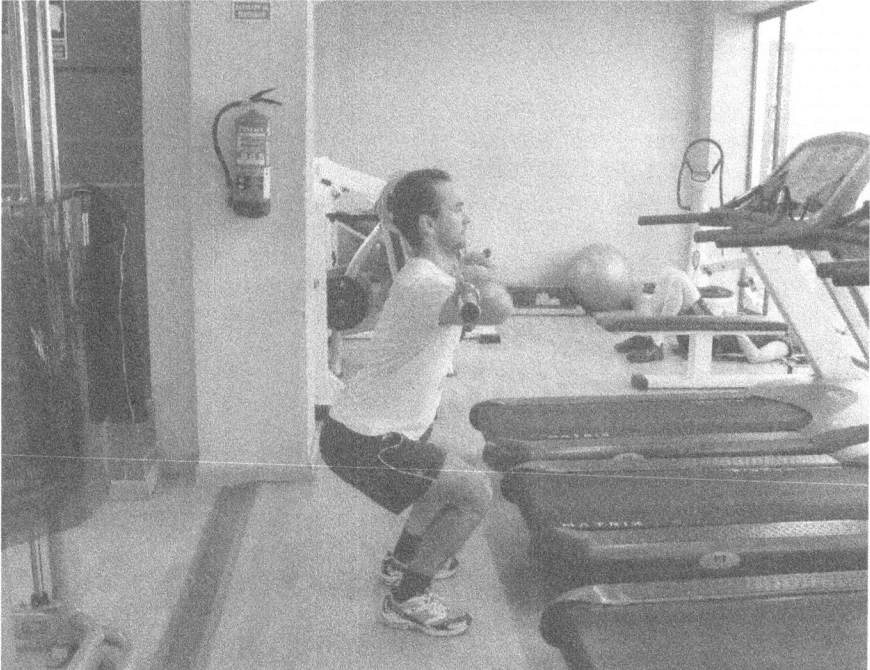

Posición final

Errores más comunes

- arquear en exceso la zona lumbar
- realizar movimientos de poca o demasiada amplitud
- desequilibrarse hacia los lados
- inclinar el tronco hacia delante.

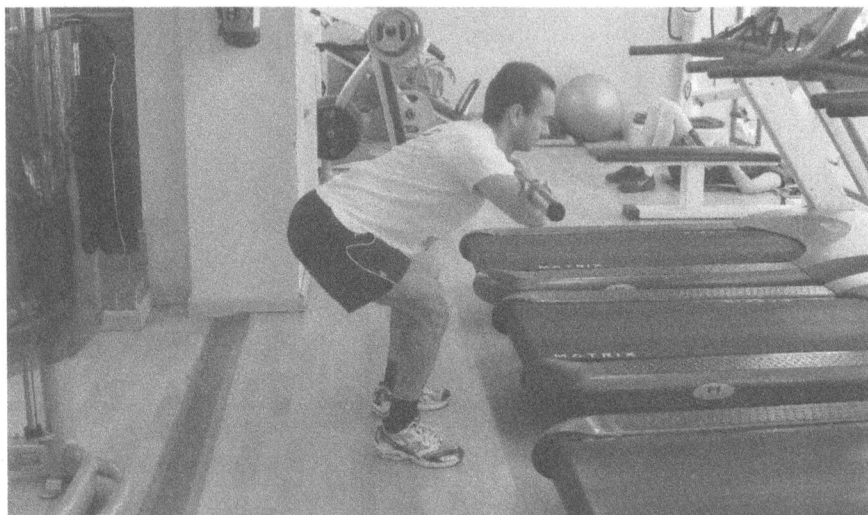

Error: inclinar el tronco hacia delante

Estiramientos

El estiramiento principal en este ejercicio es el de cuádriceps (llevando el talón al glúteo) y de glúteo (sentado con una pierna extendida y apoyada por completo en el suelo, se cruza la otra por encima y flexionada, traccionando de la rodilla hacia el lado contrario y sin despegar el pie del suelo). También conviene estirar los gemelos (subiendo con la parte anterior del pie en un bordillo o step y dejando caer el peso sobre una sola pierna durante 15-20 segundos) y los adductores (con abducciones de ambas piernas a la vez y tronco ligeramente flexionado, apoyando los antebrazos en un banco, por ejemplo).

Ayudas

La ayuda en este ejercicio se realiza desde la parte posterior, y no se debe hacer agarrando la barra, sino abrazando al ejecutante por debajo del pecho y cruzando los brazos por debajo de sus axilas, descendiendo y ascendiendo al tiempo que él lo hace.

Variantes

Si el ejercicio se realiza con las piernas separadas ampliamente y las puntas de los pies hacia fuera, se incide más en la musculatura de la parte interna del muslo.

7. MÁQUINA DE EXTENSIÓN DE PIERNAS

Músculos implicados:

- principales: cuádriceps.
- secundarios: no hay.

Calentamiento

Al contrario que las sentadillas, este ejercicio sólo incide en los cuádriceps de forma muy específica, por lo que el calentamiento se puede realizar mediante simples sentadillas sin peso, con lo que se consigue calentar no sólo la musculatura implicada sino también, y lo que es más importante, la articulación de la rodilla.

Ejecución correcta

Sentado en la máquina, con las manos agarrando el asiento o el soporte que a tal efecto suele existir en ella, con las rodillas flexionadas y los tobillos debajo de las almohadillas, realizar extensiones de rodilla hasta la horizontal, bajando después de forma controlada. El tronco debe permanecer rígido durante todo el movimiento.

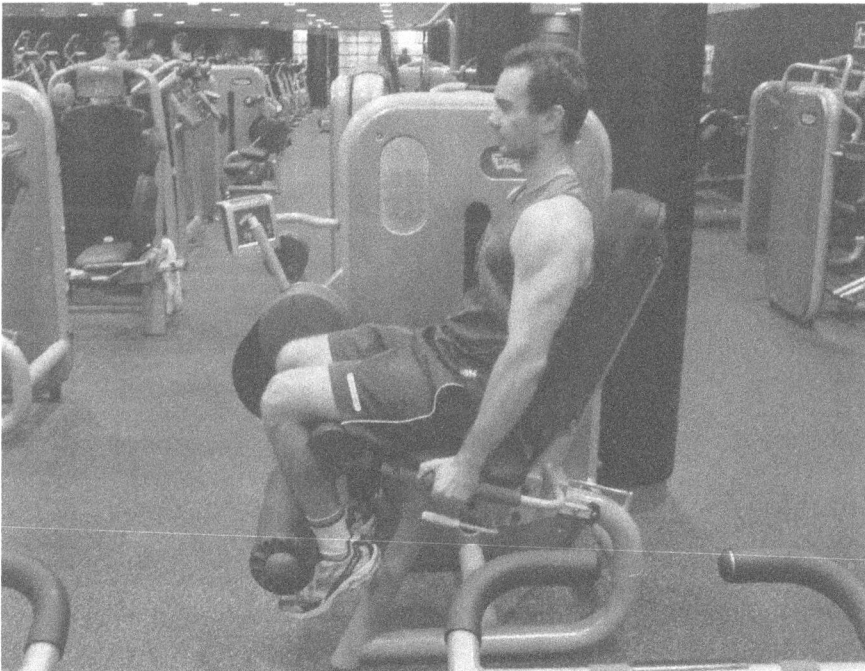

Posición inicial

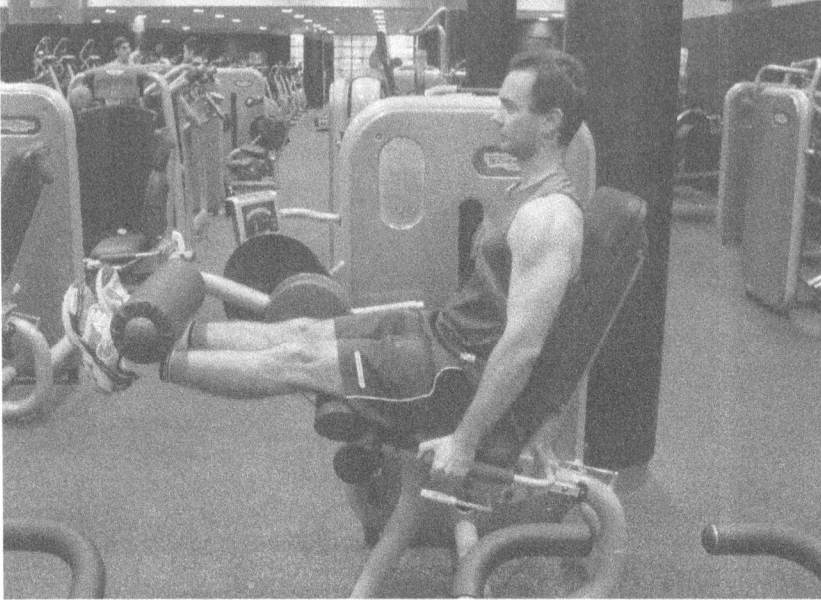

Posición final

Errores más comunes

- dejar caer el peso en la fase de flexión de rodilla (bajada)
- inclinar el tronco hacia delante
- elevar los glúteos del asiento.

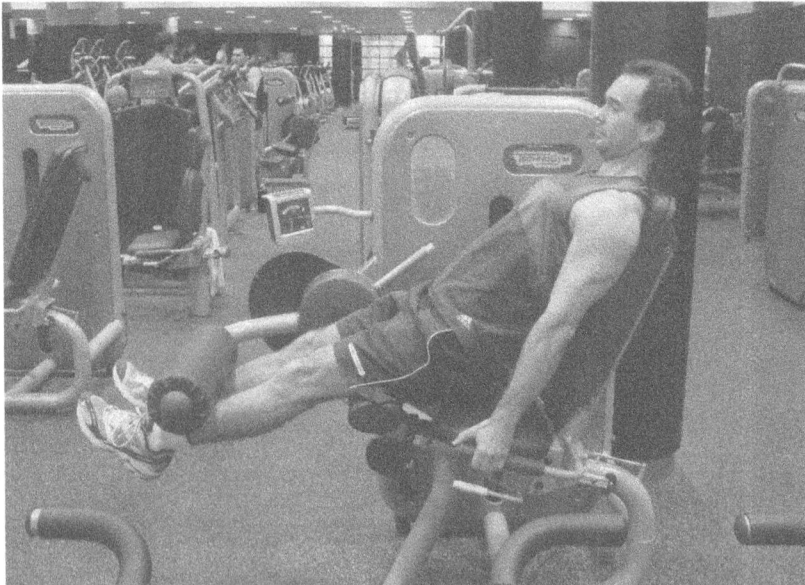

Error: levantar los glúteos del asiento

Estiramientos

Es suficiente en este ejercicio con estirar el cuádriceps, llevando el talón al glúteo.

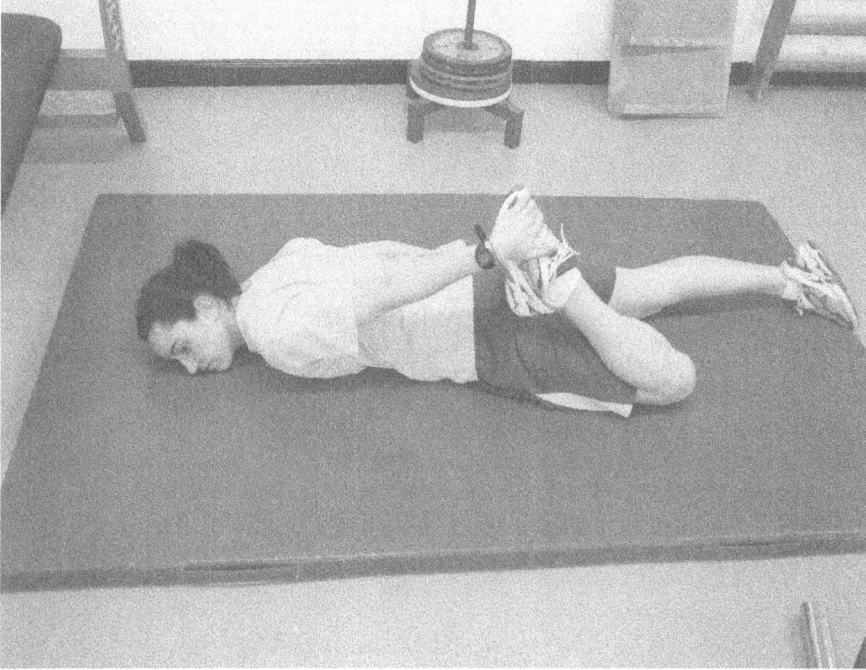

Estiramiento de cuádriceps en decúbito prono

Ayudas

Puede requerirse ayuda para fijar el tronco al asiento, lo que se realiza con cinchas en caso de trabajar con mucho peso, o para levantar el peso, en cuyo caso el ayudante debe colocarse en la parte frontal -arrodillado o con el tronco flexionado- y elevar ligeramente el peso.

Variantes

La única variante posible en este ejercicio es la de modificar el ángulo del asiento, trabajando más el recto anterior del cuádriceps cuanto más se incline el respaldo hacia atrás.

8. TIJERAS (SPLIT)

Músculos implicados:

- principales: cuádriceps, glúteos.
- secundarios: sartorio, tensor de la fascia lata, adductor mayor, adductor medio, adductor menor, pectíneo, recto interno, gemelos y sóleo.

Calentamiento

Al ser un ejercicio en el que participan, en mayor o menor medida, casi todos los músculos del cuerpo, es necesario un buen calentamiento general como puede ser correr a ritmo bajo 10 minutos, realizar flexo-extensiones de brazo, piernas y tronco y, sobre todo, estiramientos de la zona lumbar, que es la que soporta una mayor sobrecarga.

Ejecución correcta

De pie, con una barra detrás del cuello, sobre los trapecios, agarrada con las manos a una anchura cómoda para la ejecución, dar una zancada hacia delante manteniendo el tronco recto, de forma que la rodilla alcance aproximadamente los 90º de flexión, para volver a continuación a la posición inicial.

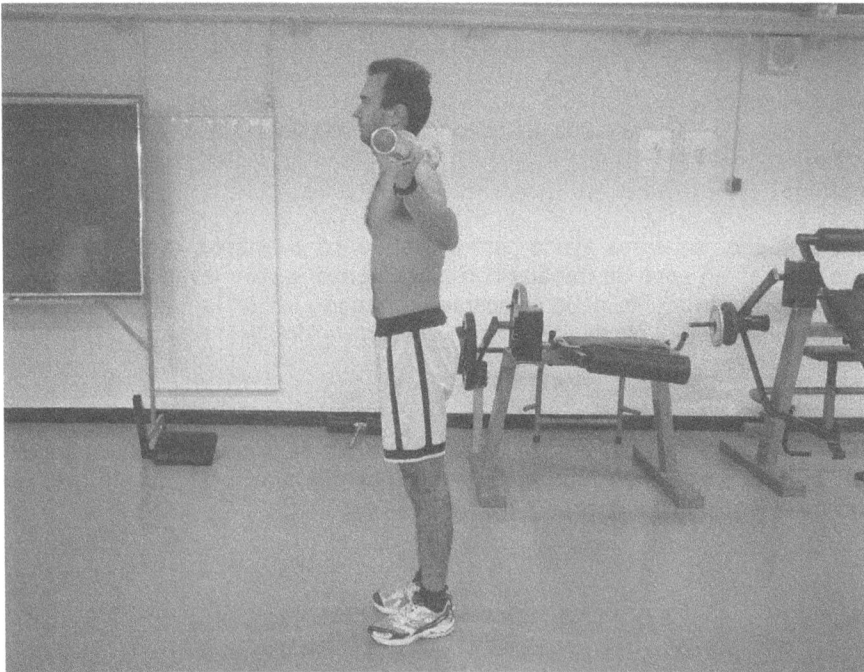

Posición inicial

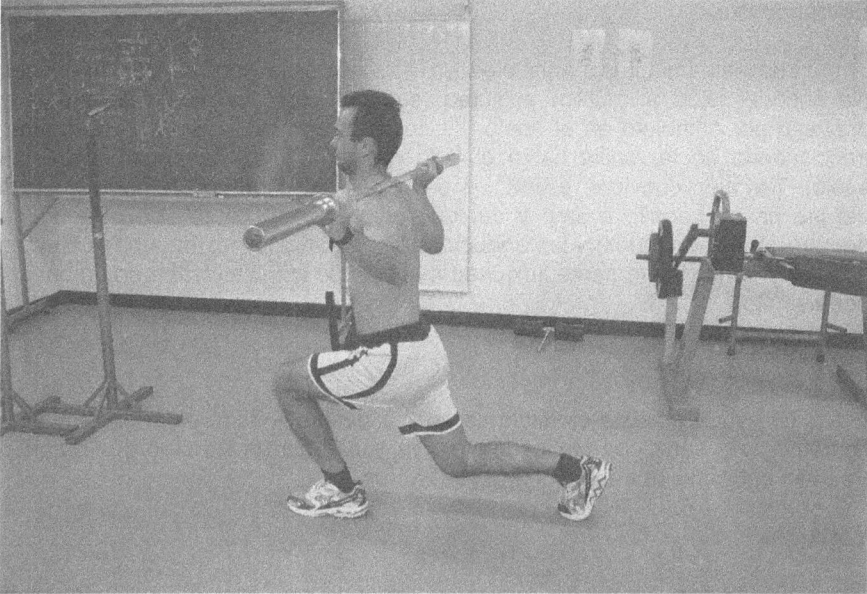

Posición final

Errores más comunes

- arquear en exceso la zona lumbar
- bajar poco, sin llegar a los 90° de flexión de rodilla
- perder el equilibrio
- inclinar el tronco hacia delante.

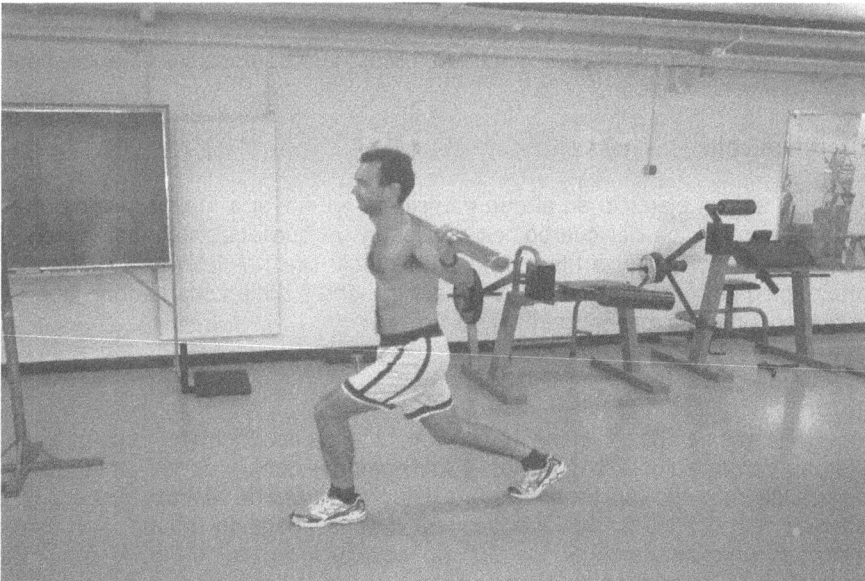

Error: no bajar al menos hasta la flexión de rodilla de 90°

Estiramientos

Los estiramientos principales en este ejercicio son los de cuádriceps (llevando el talón al glúteo) y glúteo (sentado con una pierna extendida y apoyada por completo en el suelo, se cruza la otra por encima y flexionada, traccionando de la rodilla hacia el lado contrario y sin despegar el pie del suelo). También conviene estirar los gemelos (subiendo con la parte anterior del pie en un bordillo o step y dejando caer el peso sobre una sola pierna durante 15-20 segundos) y los adductores (con abducciones de ambas piernas a la vez y tronco ligeramente flexionado, apoyando los antebrazos en un banco, por ejemplo).

Ayudas

La ayuda en este ejercicio se realiza desde la parte anterior, elevando ligeramente la barra con ambas manos, ya que al ser un ejercicio que requiere un buen equilibrio se trabaja con pesos ligeros.

Variantes

El ejercicio se puede realizar caminando en lugar de volviendo a la posición inicial, con lo que se trabajan, además de los músculos indicados, los isquiotibiales.

9. SENTADILLA EN MÁQUINA HACK

Músculos implicados:

- principales: cuádriceps, glúteos.
- secundarios: sartorio, tensor de la fascia lata, adductor mayor, adductor medio, adductor menor, pectíneo, recto interno, musculatura abdominal, gemelos y sóleo.

Calentamiento

Al ser un ejercicio en el que participan, en mayor o menor medida, casi todos los músculos del cuerpo, es necesario un buen calentamiento general como puede ser correr a ritmo bajo 10 minutos, realizar flexo-extensiones de brazo, piernas y tronco y, sobre todo, estiramientos de la zona lumbar, que es la que soporta una mayor sobrecarga.

Ejecución correcta

De pie, en la máquina hack, con la espalda contra el respaldo, las piernas con una ligera separación y los hombros debajo de las almohadillas colocadas para ello (en caso de que existan), se trata de realizar descensos y elevaciones continuas flexionando las rodillas, bajando hasta que éstas alcancen aproximadamente los 90° de flexión o incluso un poco más. Es importante que la espalda permanezca pegada al respaldo, y no se debe aumentar exageradamente la curvatura lumbar. La musculatura abdominal debe estar en tensión para evitar movimientos no deseados del tronco.

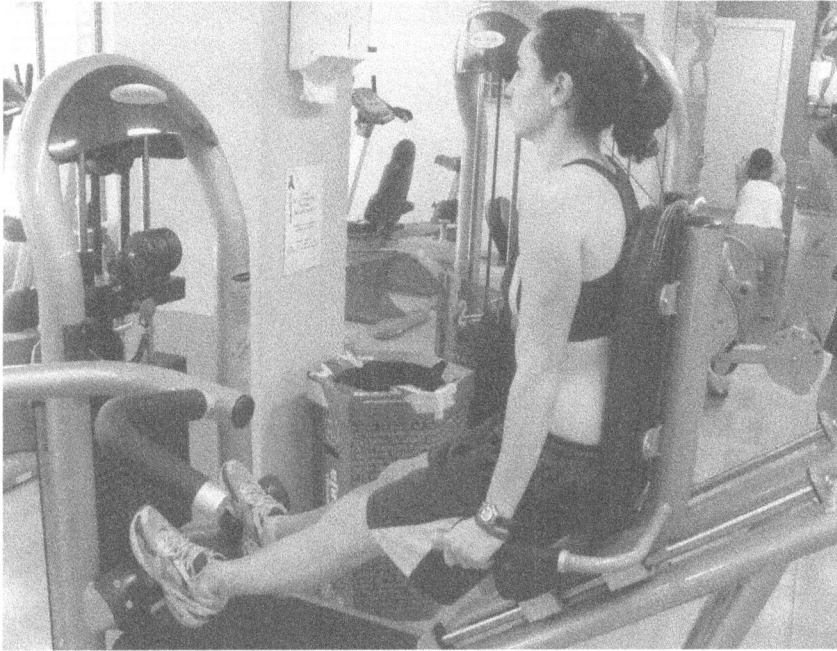

Posición inicial

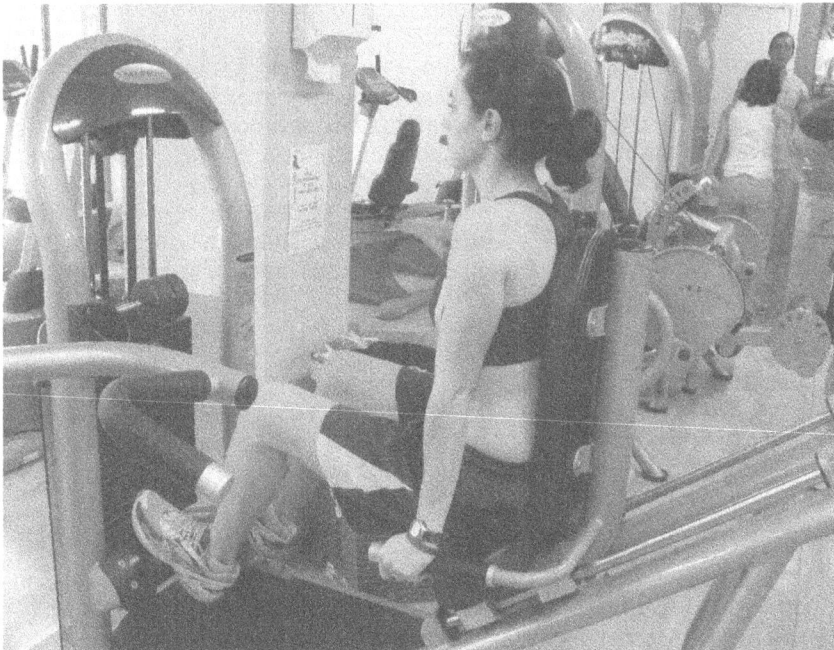

Posición final

Errores más comunes

-   despegar la espalda (sobre todo la zona lumbar) del respaldo
-   realizar movimientos de demasiada amplitud.

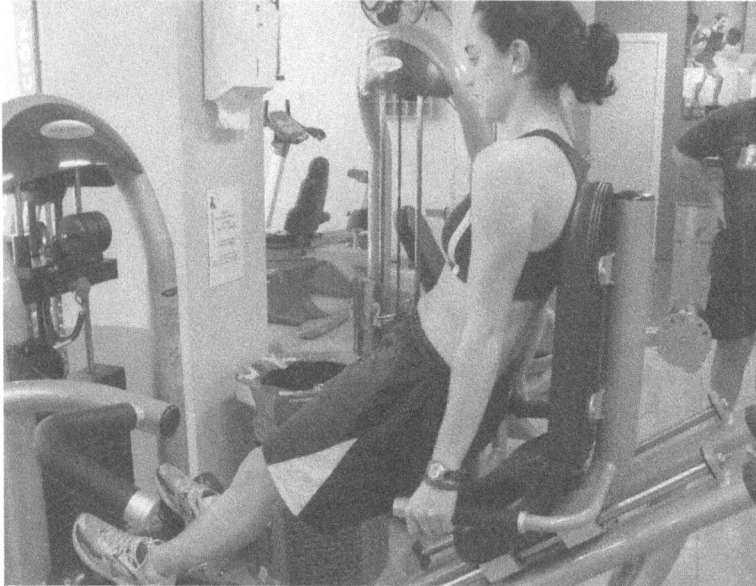

Error: despegar la espalda del respaldo

Estiramientos

Los estiramientos a realizar en este ejercicio son los de cuádriceps (llevando el talón al glúteo) y de glúteo (sentado con una pierna extendida y apoyada por completo en el suelo, se cruza la otra por encima y flexionada, traccionando de la rodilla hacia el lado contrario y sin despegar el pie del suelo). También conviene estirar los gemelos (subiendo con la parte anterior del pie en un bordillo o step y dejando caer el peso sobre una sola pierna durante 15-20 segundos) y los adductores (con abducciones de ambas piernas a la vez y tronco ligeramente flexionado, apoyando los antebrazos en un banco, por ejemplo).

Ayudas

La ayuda en este ejercicio se realiza desde un lateral, ejerciendo un ligero empuje hacia arriba de los soportes para los hombros o del agarre para las manos que muchas máquinas de este tipo suelen tener.

Variantes

El ejercicio se puede realizar con las piernas más separadas, incidiendo así más en los adductores, y los pies más o menos adelantados según se quiera trabajar con mayor intensidad los glúteos o los cuádriceps, respectivamente.

10. PRENSA

Músculos implicados:

- principales: cuádriceps, glúteos.
- secundarios: sartorio, tensor de la fascia lata, adductor mayor, adductor medio, adductor menor, pectíneo, recto interno, musculatura abdominal, gemelos y sóleo.

Calentamiento

Resulta conveniente calentar en especial los glúteos y los cuádriceps, mediante sentadillas sin peso y extensiones de pierna en posición arrodillado con apoyo de manos.

Ejecución correcta

Recostado en la máquina, con la espalda recta, los pies apoyados en la plataforma con una separación algo menor de la anchura de los hombros y las manos agarrando el asa que al efecto tiene la máquina, se deja descender el peso de forma que las rodillas se flexionen quedando casi pegadas al abdomen, para a continuación extenderlas volviendo a la posición inicial. La espalda no debe perder nunca el contacto con el respaldo. Es un ejercicio útil para aquellas personas que, por problemas de espalda, no puedan realizar la sentadilla, ya que aquí la columna no soporta el peso directamente.

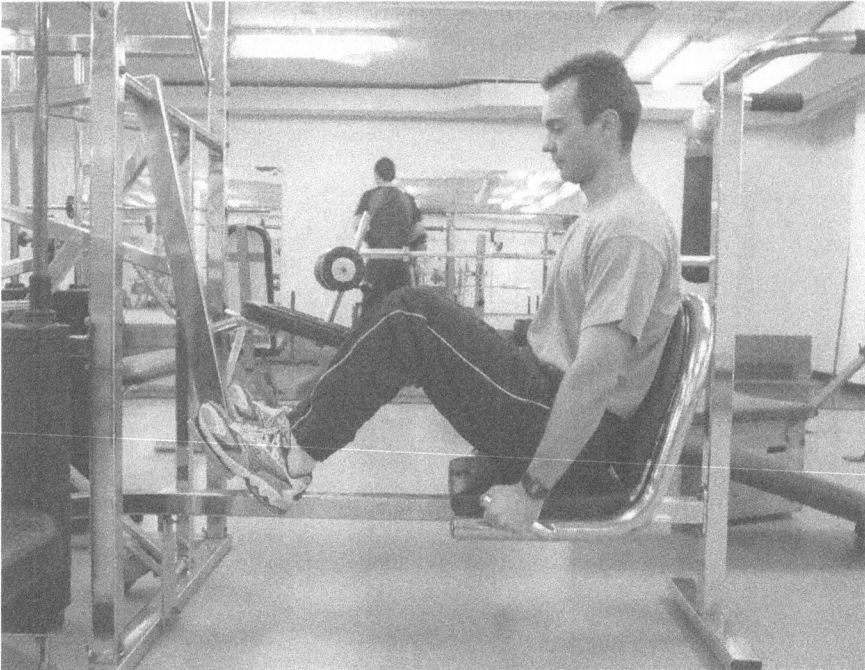

Posición inicial

37

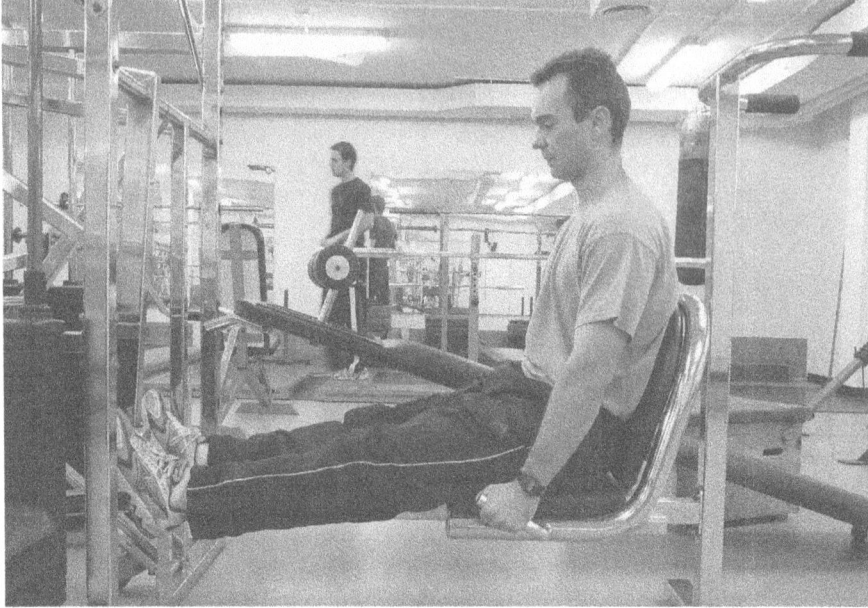

Posición final

Errores más comunes

- despegar la espalda (sobre todo la zona lumbar) del respaldo
- no apoyar toda la planta del pie en la plataforma
- colocar los pies demasiado juntos o demasiado abajo en la plataforma.

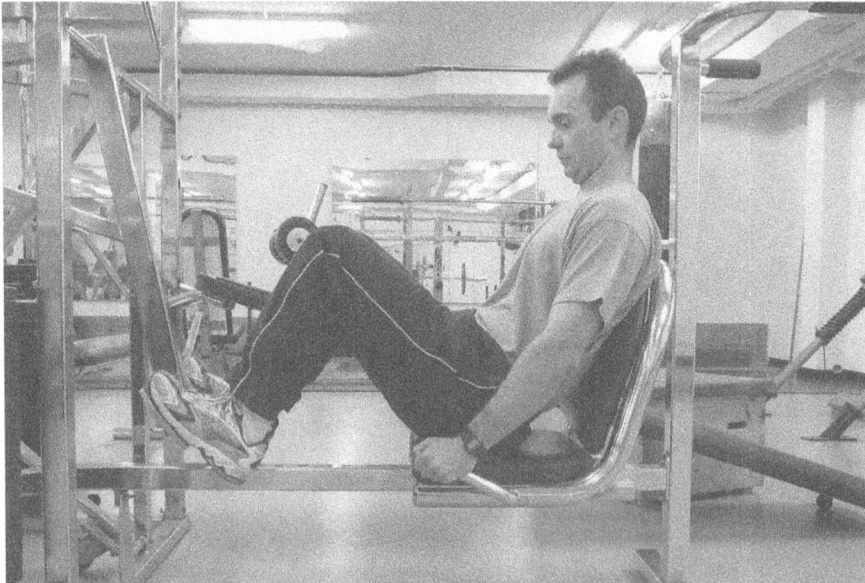

Error: zona lumbar separada del respaldo

Estiramientos

Los estiramientos a realizar en este ejercicio son los de cuádriceps (llevando el talón al glúteo) y de glúteo (sentado con una pierna extendida y apoyada por completo en el suelo, se cruza la otra por encima y flexionada, traccionando de la rodilla hacia el lado contrario y sin despegar el pie del suelo). También conviene estirar los gemelos (subiendo con la parte anterior del pie en un bordillo o step y dejando caer el peso sobre una sola pierna durante 15-20 segundos) y los adductores (con abducciones de ambas piernas a la vez y tronco ligeramente flexionado, apoyando los antebrazos en un banco, por ejemplo).

Ayudas

La ayuda en este ejercicio se realiza desde un lateral, empujando ligeramente el peso con las manos o incluso con los pies.

Variantes

Si el ejercicio se realiza con las piernas más separadas se trabajará más con los adductores, mientras que según se coloquen los pies más o menos adelantados en la plataforma se incidirá más en los glúteos o los cuádriceps, respectivamente.

C) GLÚTEOS

11. EXTENSIÓN DE CADERA EN MÁQUINA

Músculos implicados:

- principales: glúteos.
- secundarios: semitendinoso, semimembranoso, bíceps femoral.

Calentamiento

Para calentar convenientemente la musculatura implicada en este ejercicio, se pueden realizar sentadillas sin peso y zancadas largas sin peso de forma que la cadera baje hasta el nivel de la rodilla flexionada o incluso un poco más.

Ejecución correcta

Con el tronco ligeramente inclinado hacia delante, las manos agarrando el soporte que la máquina suele tener con este fin, la rodilla semiflexionada y la almohadilla en contacto con la parte media del gemelo, extender la cadera sin que el ángulo de flexión de la rodilla varíe. La vuelta a la posición inicial debe realizarse de forma controlada.

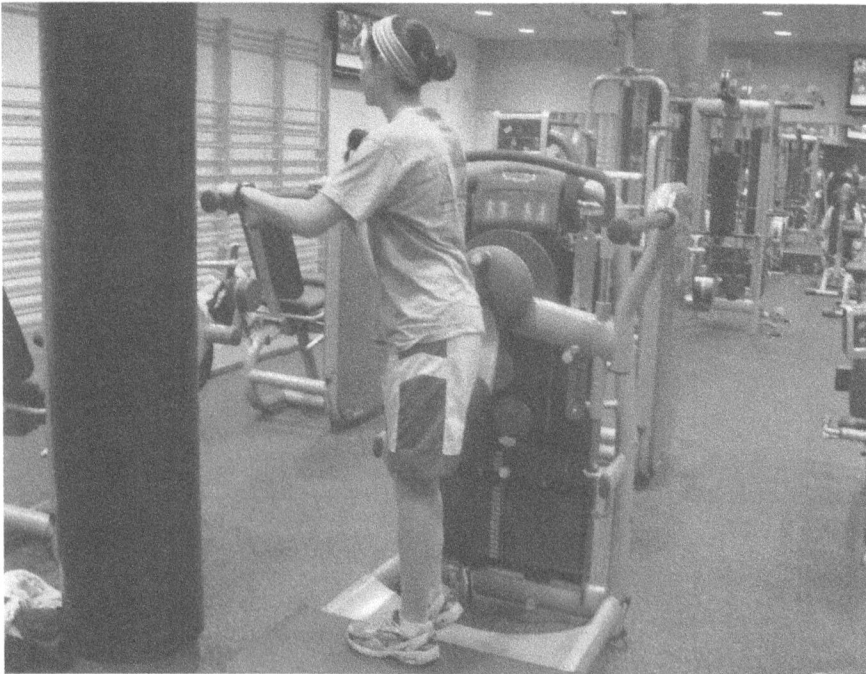

Posición inicial

40

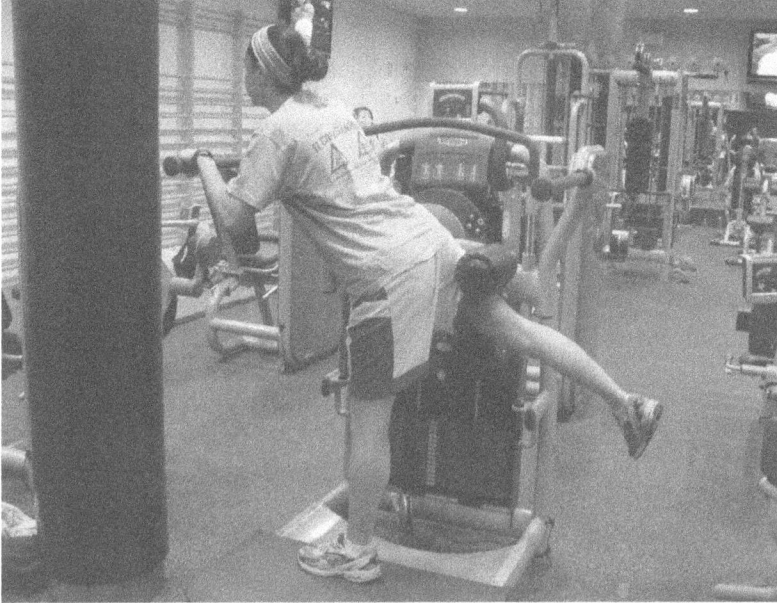

Posición final

Errores más comunes

- flexionar el tronco
- variar el ángulo de flexión de la rodilla
- no controlar el peso en la vuelta a la posición inicial, dejándolo caer de forma descontrolada.

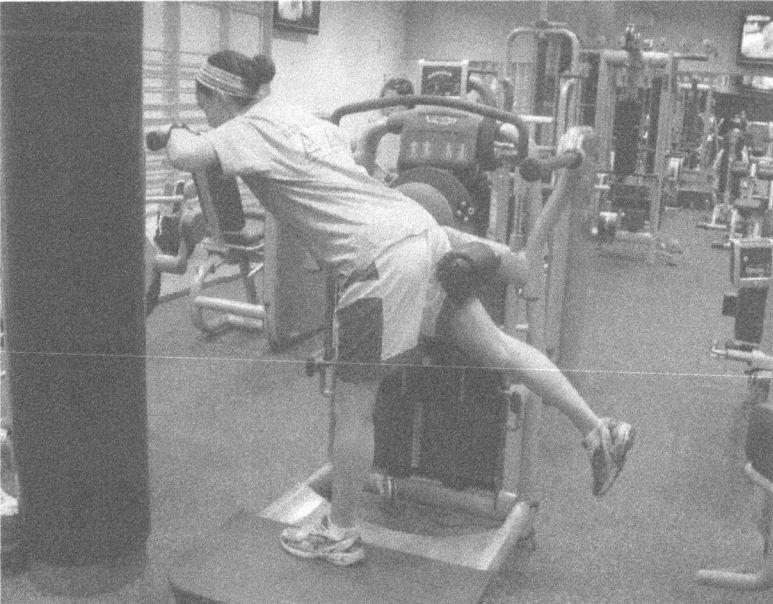

Error: flexionar el tronco en exceso

41

Estiramientos

En este ejercicio, por lo general, es suficiente con estirar el glúteo (sentado con una pierna extendida y apoyada por completo en el suelo, se cruza la otra por encima y flexionada, traccionando de la rodilla hacia el lado contrario y sin despegar el pie del suelo).

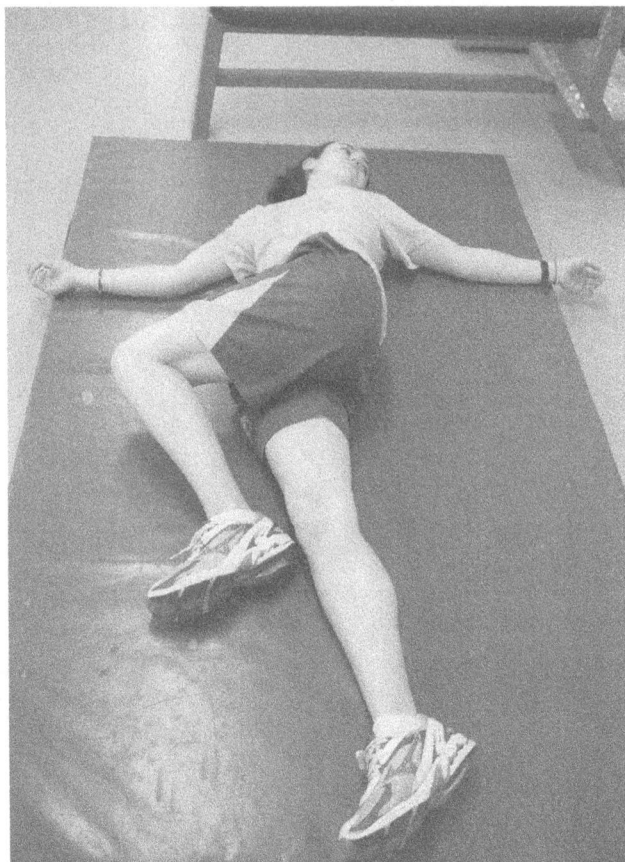

Estiramiento de glúteo

Ayudas

La ayuda en este ejercicio se realiza desde un lateral, agarrando por la parte almohadillada y empujando.

Variantes

Existe una alternativa muy similar y con efectos parecidos, que es la realización del ejercicio en una polea baja que se ata al tobillo. Sin embargo, el movimiento de la pierna hacia atrás es menos natural.

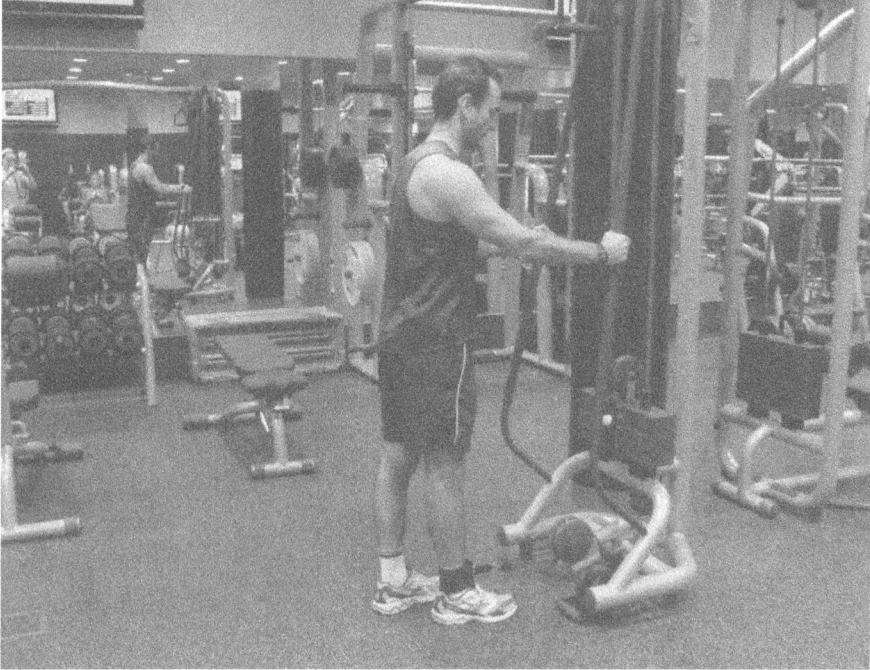

Variante: extensión de cadera en polea baja (posición inicial)

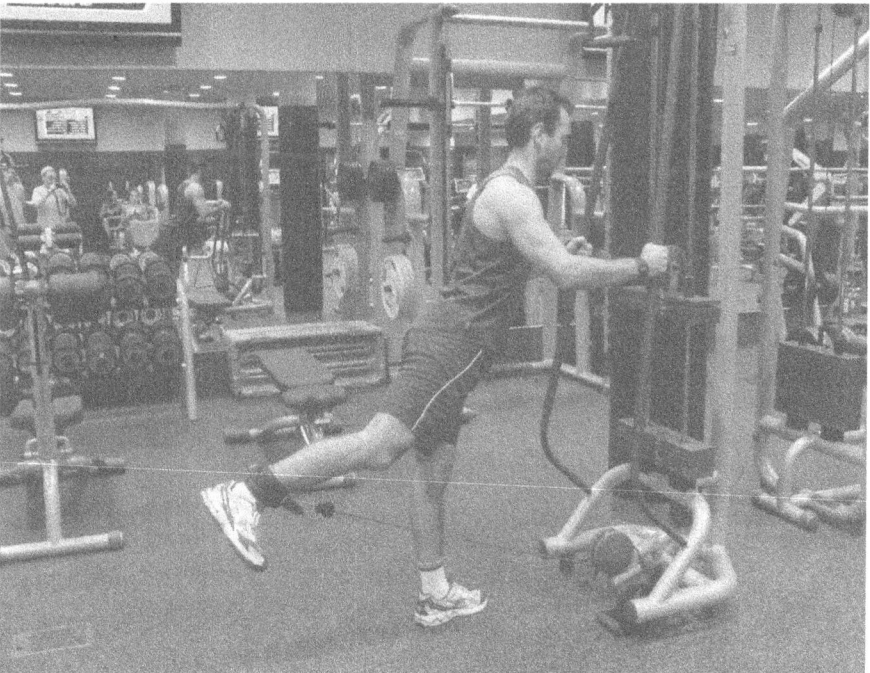

Variante: extensión de cadera en polea baja (posición final)

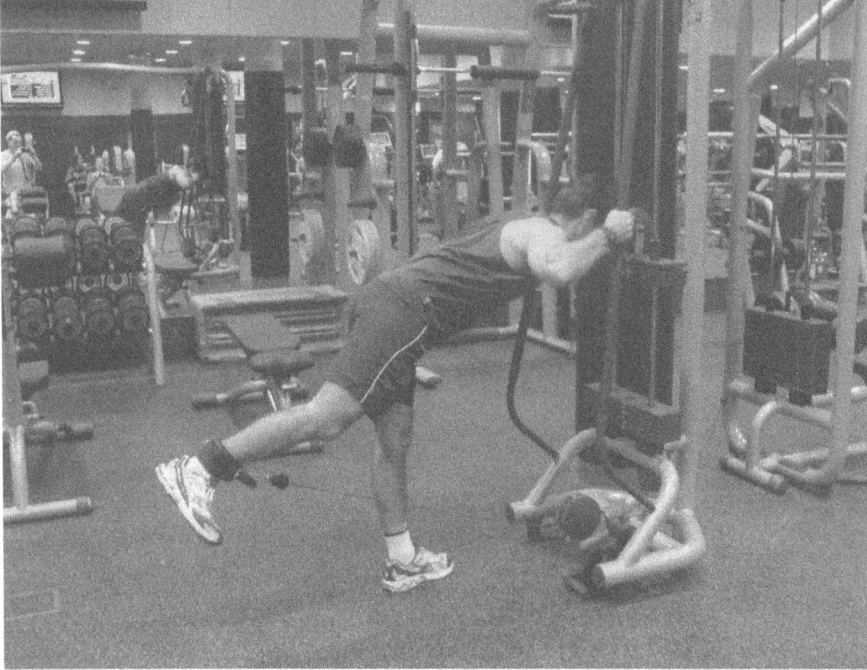

Error: flexión de tronco

12. PATADAS A CUATRO PATAS

Músculos implicados:

- principales: glúteos.
- secundarios: semitendinoso, semimembranoso, bíceps femoral.

Calentamiento

Para calentar convenientemente la musculatura implicada en este ejercicio, se pueden realizar sentadillas sin peso y zancadas largas sin peso de forma que la cadera baje hasta el nivel de la rodilla flexionada o incluso un poco más.

Ejecución correcta

Con las manos y rodillas apoyadas en el suelo o en una colchoneta (a cuatro patas), se extienden la cadera y una rodilla, hasta que el muslo alcance la horizontal. Al final del ejercicio se puede mantener una ligera flexión de rodilla o dejarla completamente extendida. La vuelta a la posición inicial debe realizarse de forma controlada y llevando la rodilla hacia el pecho. Se pueden colocar lastres en los tobillos o en los muslos.

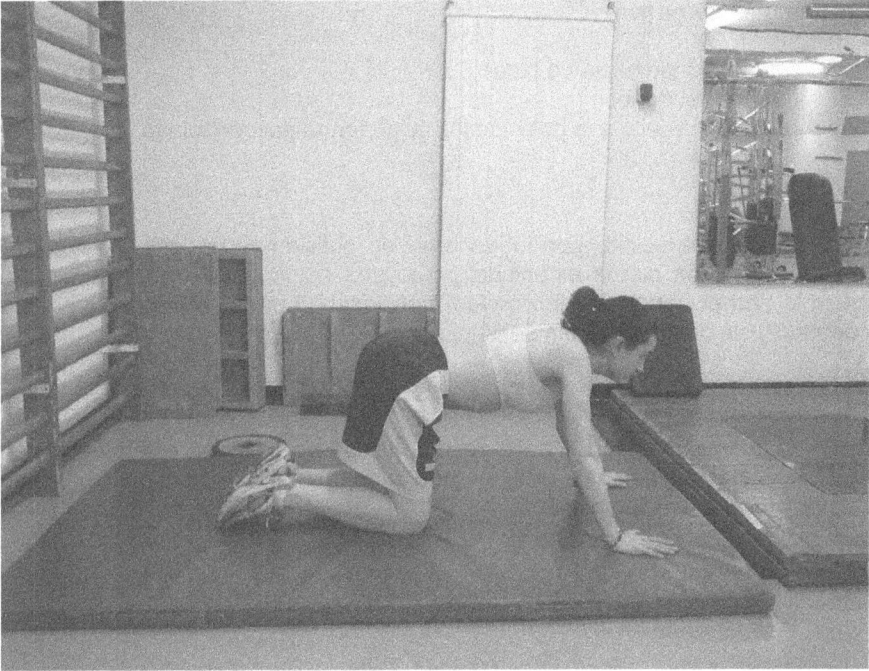

Posición inicial

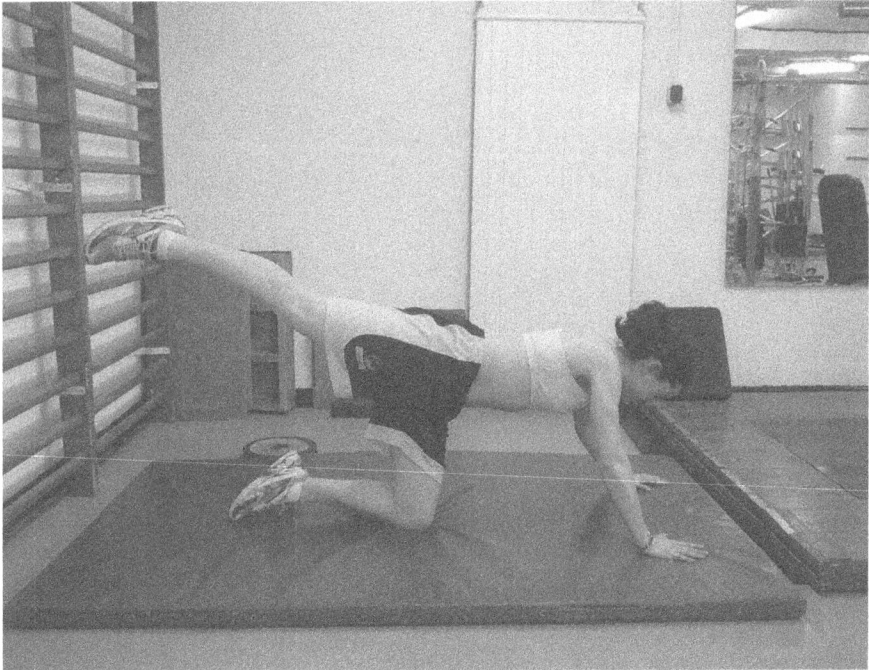

Posición final

Errores más comunes

- rotar el tronco hacia un lado
- flexionar el tronco
- realizar la vuelta a la posición inicial de forma descontrolada.

Estiramientos

En este ejercicio, por lo general, es suficiente con estirar el glúteo (sentado con una pierna extendida y apoyada por completo en el suelo, se cruza la otra por encima y flexionada, traccionando de la rodilla hacia el lado contrario y sin despegar el pie del suelo).

Ayudas

Al realizarse con muy poco peso o incluso sin peso, en este ejercicio no son necesarias ayudas más que, en todo caso, para fijar el tronco y que no se rote en caso de principiantes.

Variantes

Este ejercicio no tiene variantes de importancia.

D) ISQUIOTIBIALES

13. CAÍDA HACIA DELANTE DESDE ESPALDERAS

Músculos implicados:

- principales: semitendinoso, semimembranoso, bíceps femoral.
- secundarios: toda la musculatura de la espalda desde la zona cervical a la lumbar, así como la abdominal.

Calentamiento

Este ejercicio, a pesar de realizarse sólo con el peso del propio cuerpo, requiere un muy buen calentamiento, y sólo debe ser ejecutado por personas con una buena masa muscular y nivel de entrenamiento. Es conveniente realizar sentadillas sin peso y carreras cortas con movimientos rápidos de talón a glúteo, así como flexiones de rodilla en máquina o similar con un peso ligero.

Ejecución correcta

Arrodillado y con los tobillos enganchados a la espaldera de una forma segura, el tronco recto y los brazos cruzados sobre el pecho o detrás de la cabeza, hacer descender todo el tronco hacia delante en bloque, rígido, hasta el nivel que permita volver a la posición inicial de forma segura sin perder el equilibrio.

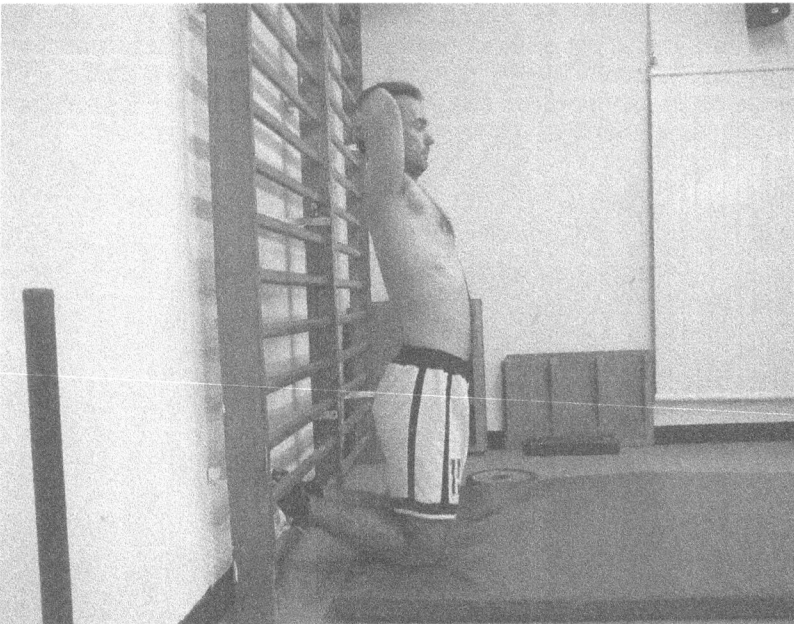

Posición inicial

47

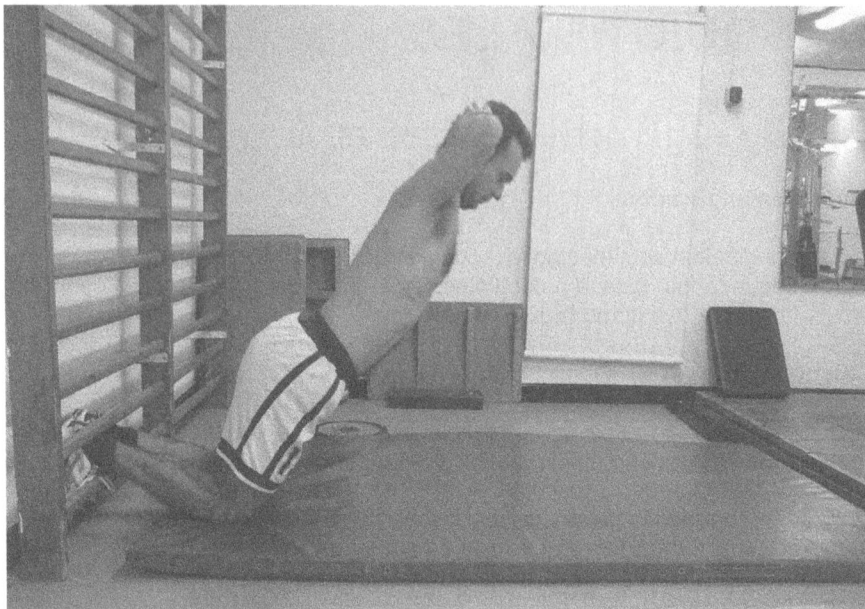

Posición final

Errores más comunes

- flexionar el tronco.

Estiramientos

Al trabajar de forma importante la musculatura isquiotibial, es imprescindible estirarla, por ejemplo, desde la posición de pie intentando tocar con las manos las puntas de los pies sólo con una flexión de tronco y sin flexionar las rodillas, o elevando una pierna hasta la horizontal e intentando tocar la punta del pie con la mano, de igual modo sin flexionar la rodilla.

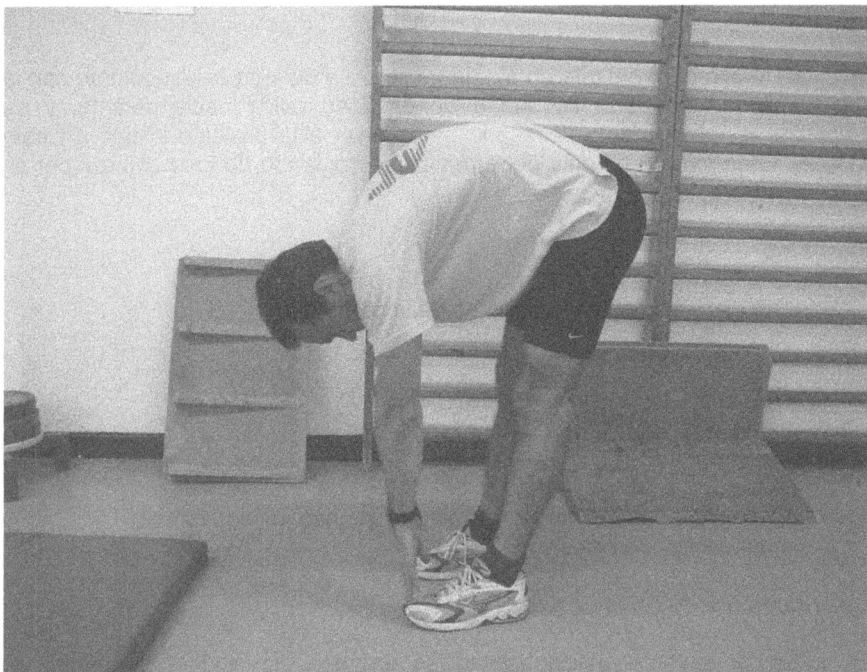

Estiramiento de isquiotibiales

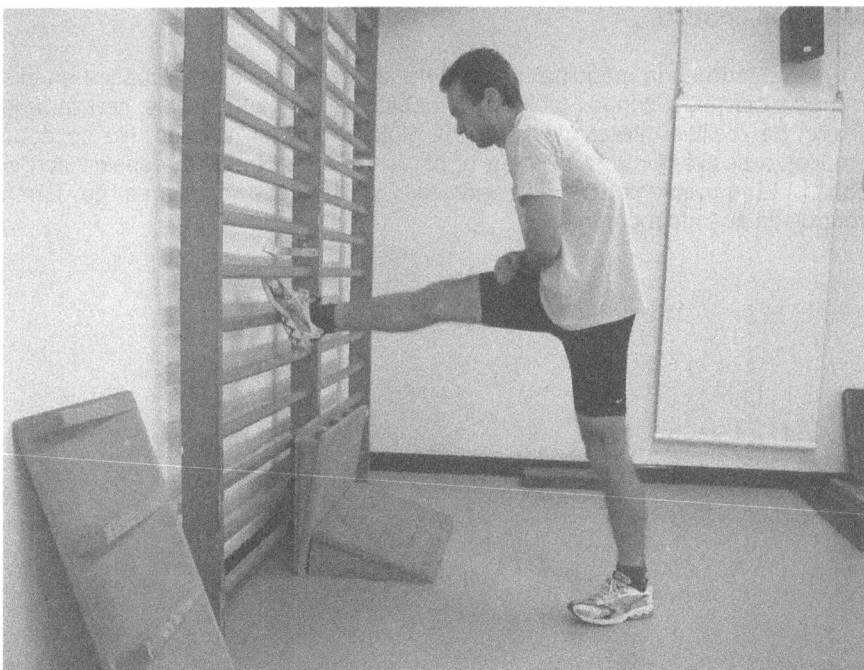

Estiramiento de isquiotibiales

Ayudas

Es recomendable que un ayudante se sitúe delante del ejecutante con la doble finalidad de darle seguridad en caso de caída hacia delante, y de empujarle en el momento necesario para volver a la posición inicial. En este caso, la toma para el empuje debe realizarse cogiendo de los hombros por su parte delantera.

Variantes

Este ejercicio no tiene variantes de importancia.

14. CURL DE PIERNAS SENTADO EN MÁQUINA

Músculos implicados:

- principales: semitendinoso, semimembranoso, bíceps femoral.
- secundarios: gemelos y sóleos.

Calentamiento

Es conveniente realizar sentadillas sin peso, elevaciones de talones en un escalón o step y carreras cortas con movimientos rápidos de talón a glúteo.

Ejecución correcta

Sentado en la máquina, agarrado a las asas que están situadas en ella con este objetivo y con los tobillos por debajo de las almohadillas, realizar una flexión de rodillas intentando tocar los glúteos con los talones. No se debe arquear excesivamente la espalda ni perder el contacto de la espalda con el banco. El movimiento de extensión de rodilla debe realizarse de forma controlada en todo momento.

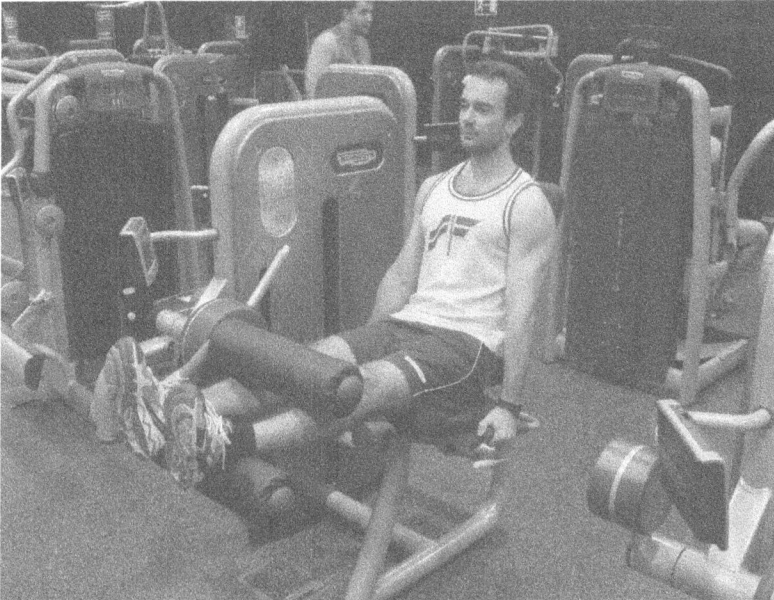

Posición inicial

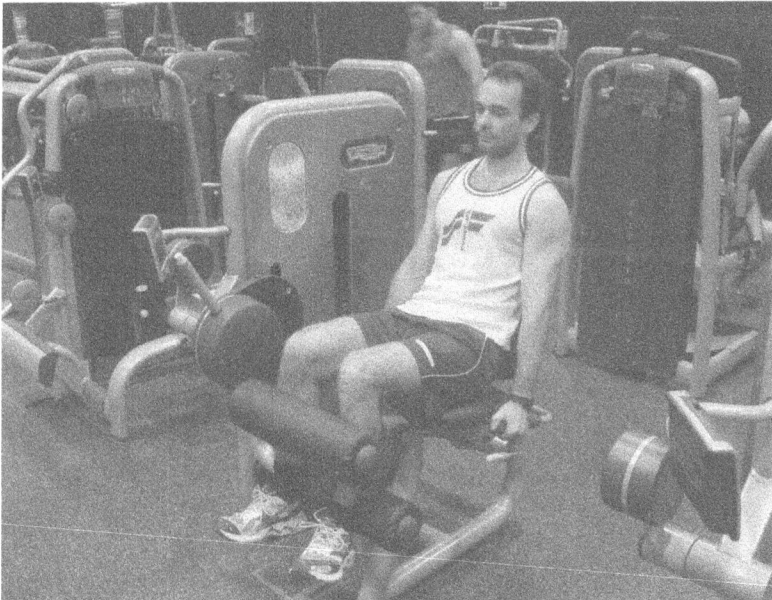

Posición final

Errores más comunes
- arquear demasiado la zona lumbar
- separar la espalda del respaldo
- separar los glúteos del asiento
- dejar subir el peso bruscamente en la fase excéntrica del movimiento.

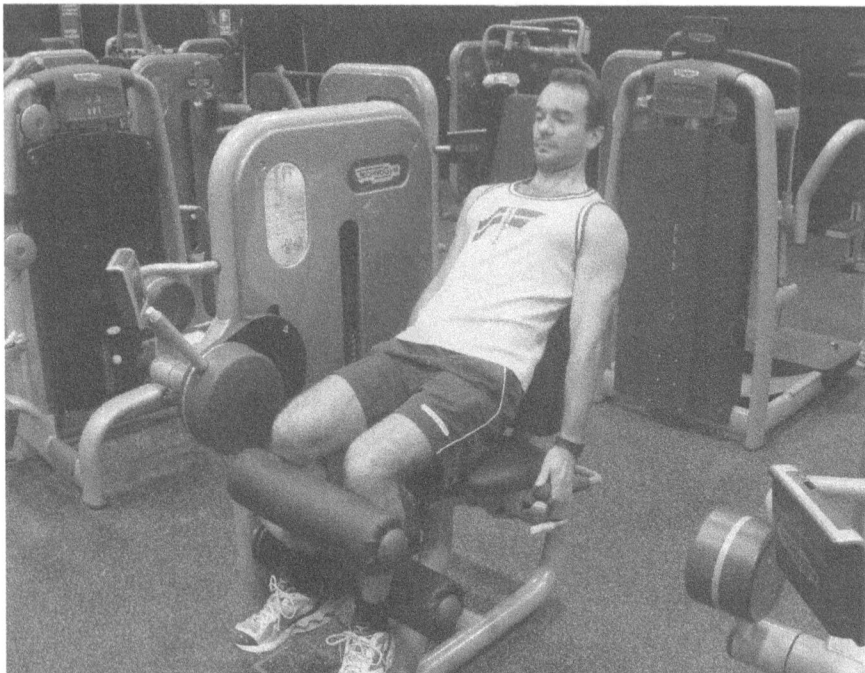

Error: separar los glúteos del asiento

Estiramientos

Tras este ejercicio se debe estirar la musculatura isquiotibial, por ejemplo, desde la posición de pie intentando tocar con las manos las puntas de los pies sólo con una flexión de tronco y sin flexionar las rodillas, o elevando una pierna hasta la horizontal e intentando tocar la punta del pie con la mano, de igual modo sin flexionar la rodilla. También es importante estirar los gemelos y sóleos, en un bordillo o escalón, de pie, con el tronco recto y las rodillas extendidas, dejando caer el peso del cuerpo sobre un solo pie durante 15-20 segundos, y cambiando después al otro pie.

Ayudas

La ayuda se puede llevar a cabo desde un lateral, empujando ligeramente de las almohadillas para los tobillos.

Variantes

Colocando los pies en flexión dorsal se hace más énfasis en los gemelos y sóleos, mientras que extendiéndolos se centra casi todo el trabajo en la musculatura isquiotibial. Además, el ejercicio se puede realizar de forma alterna con una y otra pierna.

15. CURL DE PIERNAS TUMBADO EN MÁQUINA

Músculos implicados:

- principales: semitendinoso, semimembranoso, bíceps femoral.
- secundarios: gemelos y sóleos.

Calentamiento

Es conveniente realizar sentadillas sin peso, elevaciones de talones en un escalón o step y carreras cortas con movimientos rápidos de talón a glúteo.

Ejecución correcta

Tumbado en la máquina, agarrado a las asas que están situadas en ella con este objetivo y con los tobillos por debajo de las almohadillas, realizar una flexión de rodillas intentando tocar los glúteos con los talones. No se debe arquear excesivamente la espalda ni perder el contacto del pecho con el banco. El movimiento de extensión de rodilla debe realizarse de forma controlada en todo momento.

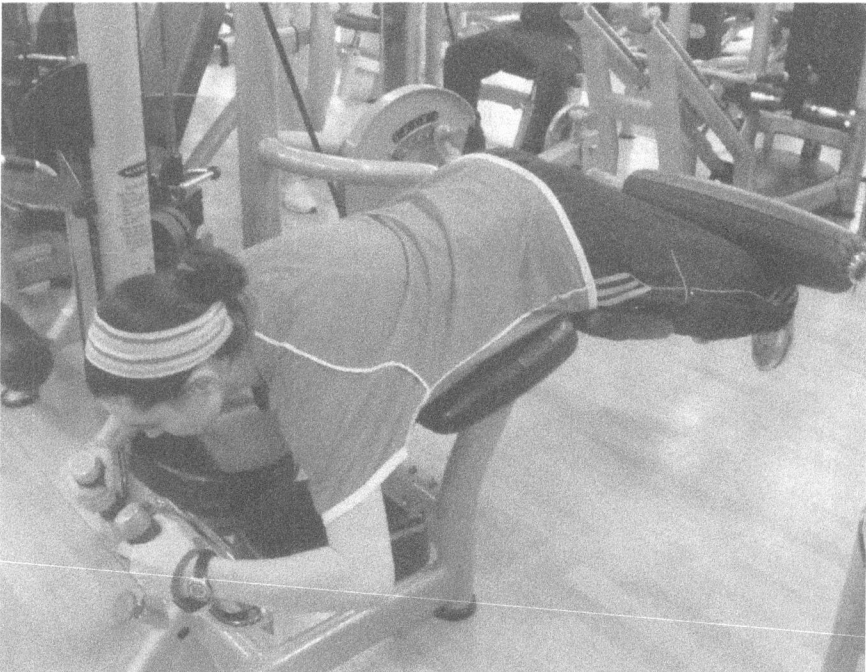

Posición inicial

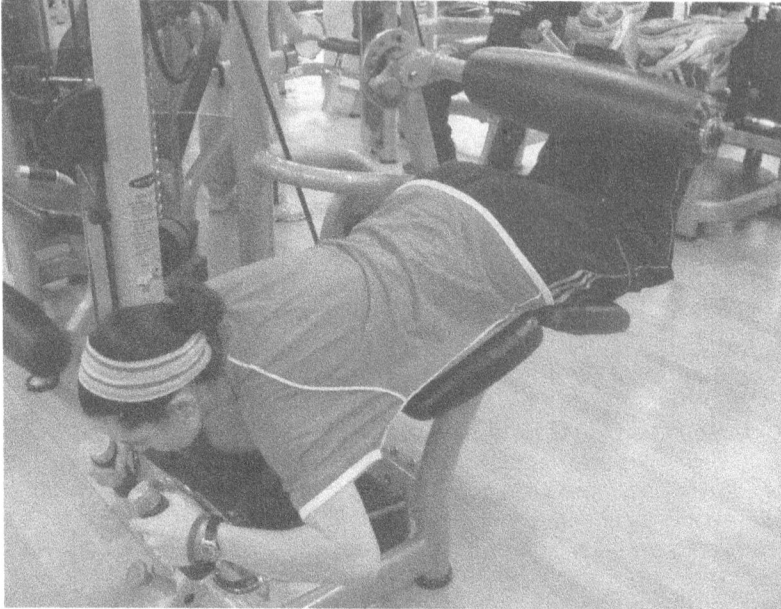

Posición final

Errores más comunes

- arquear demasiado la zona lumbar
- elevar el pecho del respaldo
- dejar caer el peso bruscamente en la fase excéntrica del movimiento.

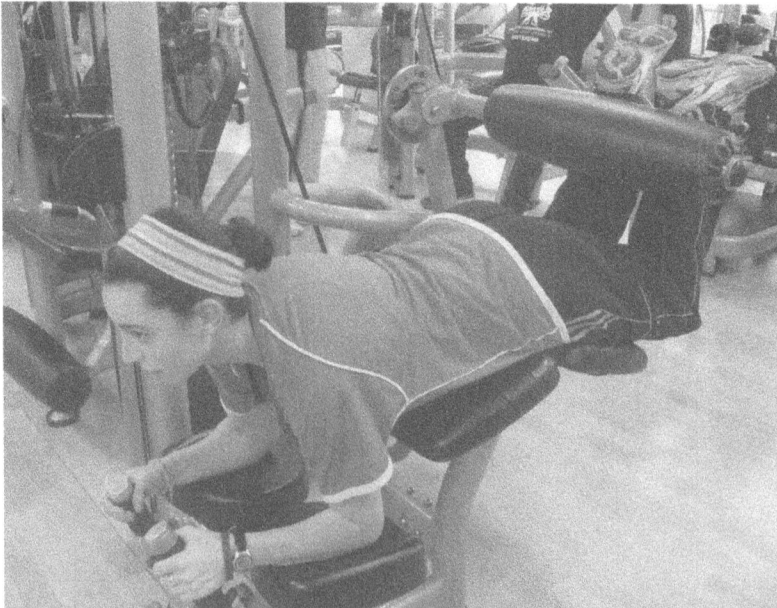

Error: separar el pecho del banco

Estiramientos

Tras este ejercicio se debe estirar la musculatura isquiotibial, por ejemplo, desde la posición de pie intentando tocar con las manos las puntas de los pies sólo con una flexión de tronco y sin flexionar las rodillas, o elevando una pierna hasta la horizontal e intentando tocar la punta del pie con la mano, de igual modo sin flexionar la rodilla. También es importante estirar los gemelos y sóleos, en un bordillo o escalón, de pie, con el tronco recto y las rodillas extendidas, dejando caer el peso del cuerpo sobre un solo pie durante 15-20 segundos, y cambiando después al otro pie.

Ayudas

La ayuda se puede llevar a cabo desde un lateral, empujando ligeramente de las almohadillas para los tobillos.

Variantes

Colocando los pies en flexión dorsal se hace más énfasis en los gemelos y sóleos, mientras que extendiéndolos se centra casi todo el trabajo en la musculatura isquiotibial. Además, el ejercicio se puede realizar de forma alterna con una y otra pierna.

16. PESO MUERTO CON PIERNAS RECTAS

Músculos implicados:

-   principales: semitendinoso, semimembranoso, bíceps femoral, musculatura lumbar.
-   secundarios: glúteos.

Calentamiento

Antes de ejecutar este ejercicio es imprescindible calentar mucho la zona lumbar y la parte posterior del muslo, mediante sentadillas sin peso, flexiones y extensiones de tronco desde la posición de pie y sin peso, carreras cortas con movimientos rápidos de talón a glúteo, etc.

Ejecución correcta

De pie, con los pies ligeramente separados, el tronco flexionado por la cadera y las rodillas en extensión o flexión muy ligera, se agarra la barra con las manos en pronación y se extiende el tronco hasta quedar en la posición de pie, volviendo a bajar de nuevo hasta que el tronco quede en horizontal con el suelo. Si se realiza con las piernas completamente extendidas, es importante no utilizar mucho peso. Este ejercicio está desaconsejado para individuos con problemas lumbares.

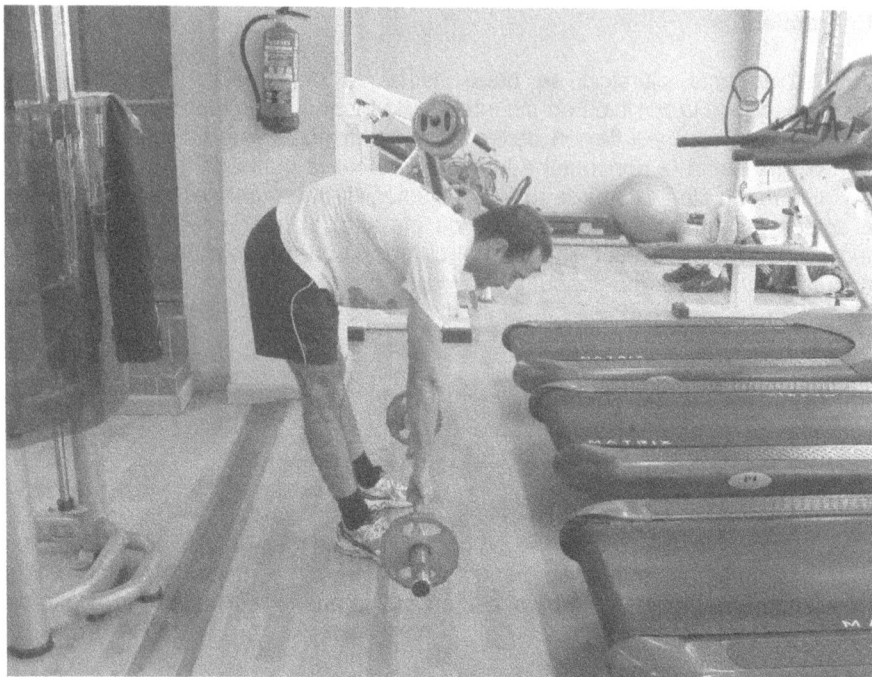

Posición inicial

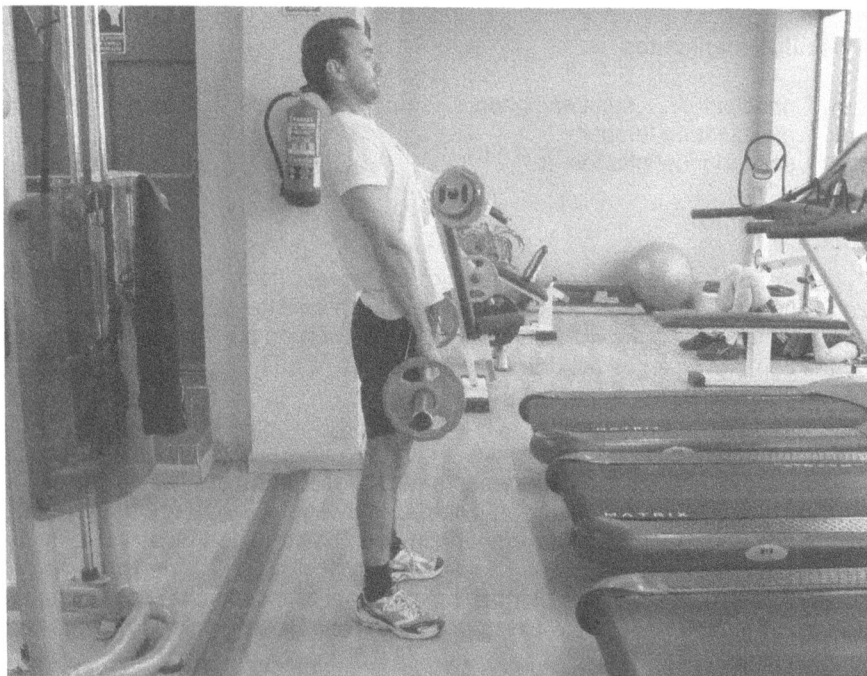

Posición final

Errores más comunes

- flexionar demasiado las rodillas
- arquear demasiado la espalda.

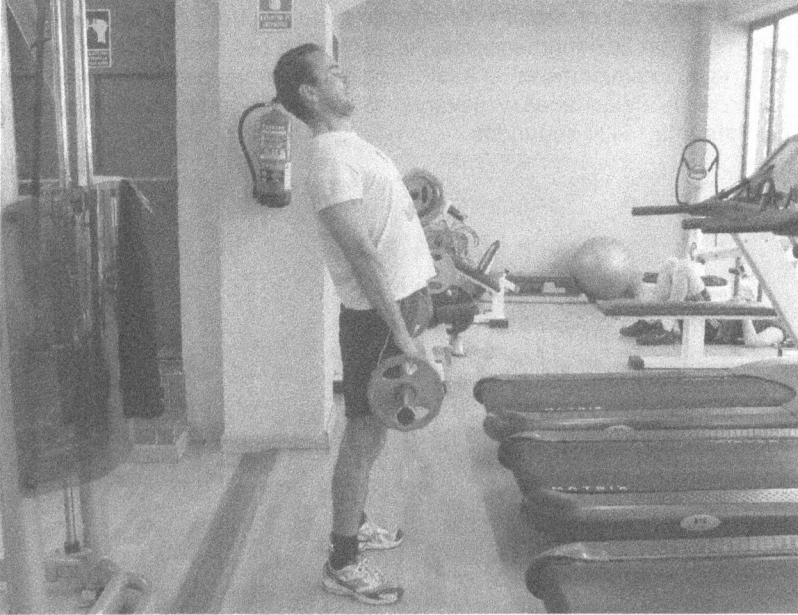

Error: arquear excesivamente la espalda

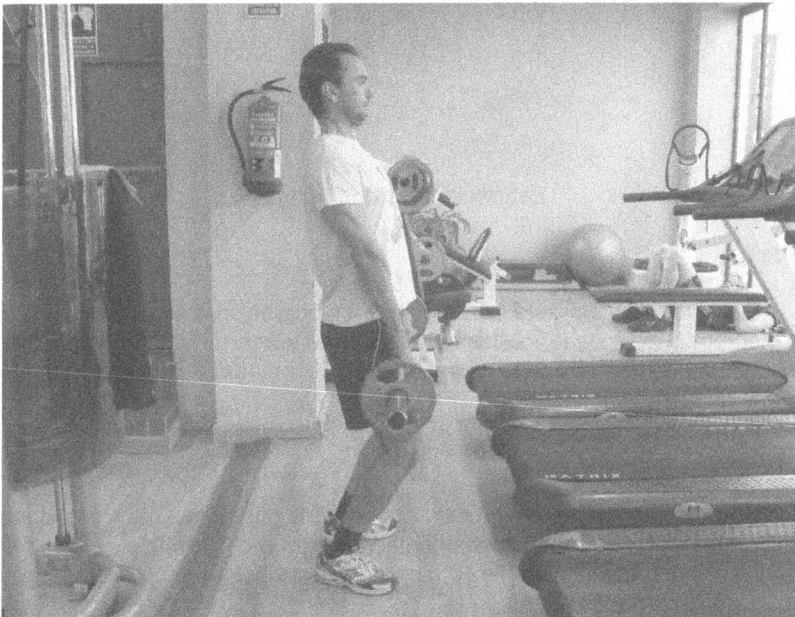

Error: flexionar demasiado las rodillas

Estiramientos

Tras este ejercicio se debe estirar la musculatura isquiotibial, por ejemplo, desde la posición de pie intentando tocar con las manos las puntas de los pies sólo con una flexión de tronco y sin flexionar las rodillas, o elevando una pierna hasta la horizontal e intentando tocar la punta del pie con la mano, de igual modo sin flexionar la rodilla. Asimismo, se debe estirar la zona lumbar, a través de encogimientos en el suelo, cogiendo ambas piernas con las manos con las rodillas flexionadas y llevándolas al pecho, manteniéndolas en esa posición durante 15-20 segundos.

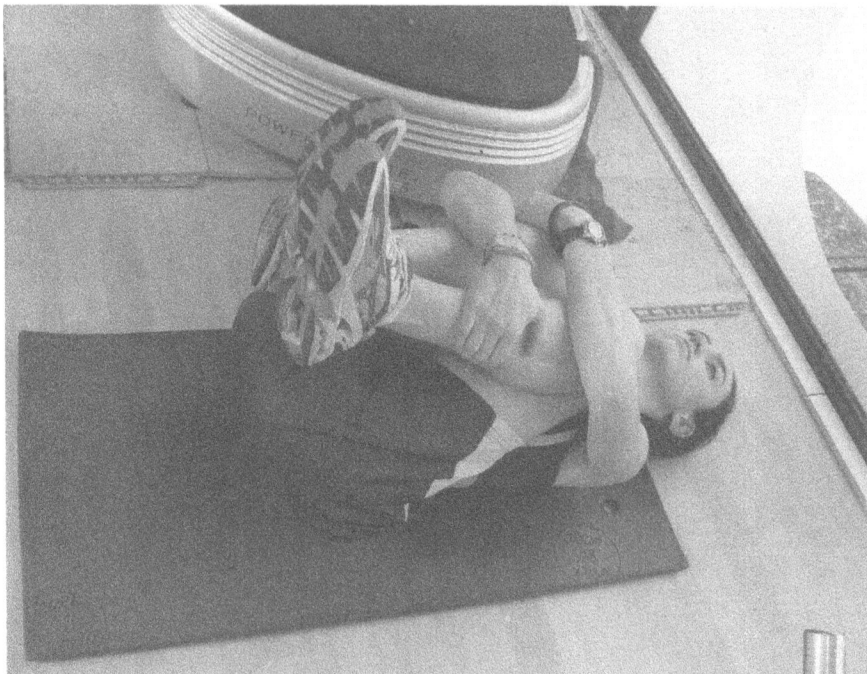

Estiramientos zona lumbar

Ayudas

El ayudante, en este caso, debe colocarse detrás, con los brazos cruzando por debajo de las axilas del ejecutante y agarrándole de los hombros, para de esta forma ofrecerle seguridad en la bajada al tiempo que puede ayudarle en la subida.

Variantes

Una variante de este ejercicio, con efectos muy similares, es el llamado "buenos días", en el que la barra se coloca detrás de la espalda, al estilo de la sentadilla, y las rodillas se flexionan más. Esta variante, sin embargo, no permite utilizar grandes pesos.

E) ABDUCTORES

17. ABDUCCIÓN DE CADERA EN MÁQUINA

Músculos implicados:

- principales: glúteos.
- secundarios: tensor de la fascia lata.

Calentamiento

Conviene realizar sentadillas sin peso y circunducciones de cadera como calentamiento a este ejercicio.

Ejecución correcta

Sentado en la máquina, con el tronco bien apoyado en el respaldo y las piernas en los soportes destinados a ese fin, separar los muslos y volverlos a juntar, controlando en todo momento el movimiento.

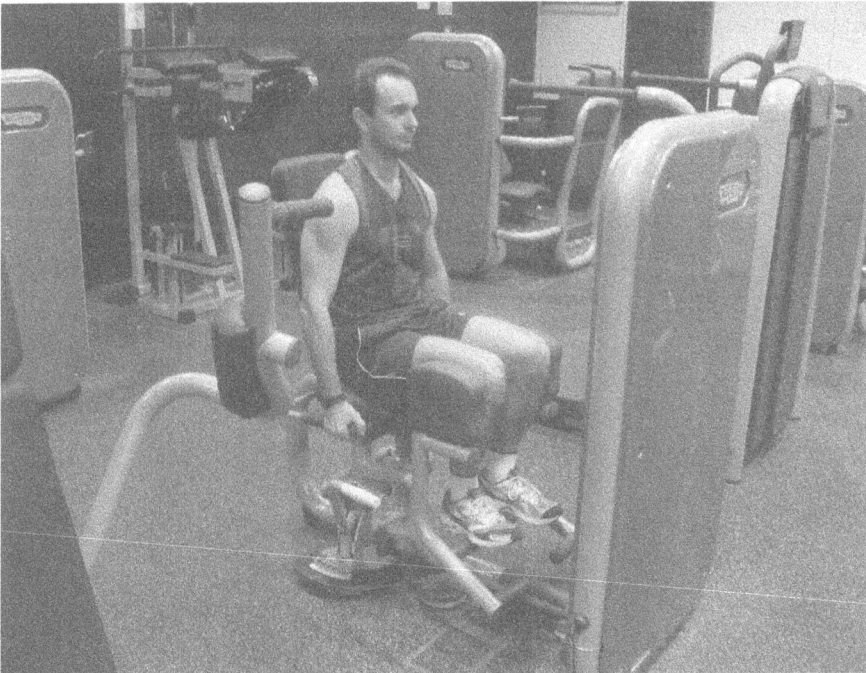

Posición inicial

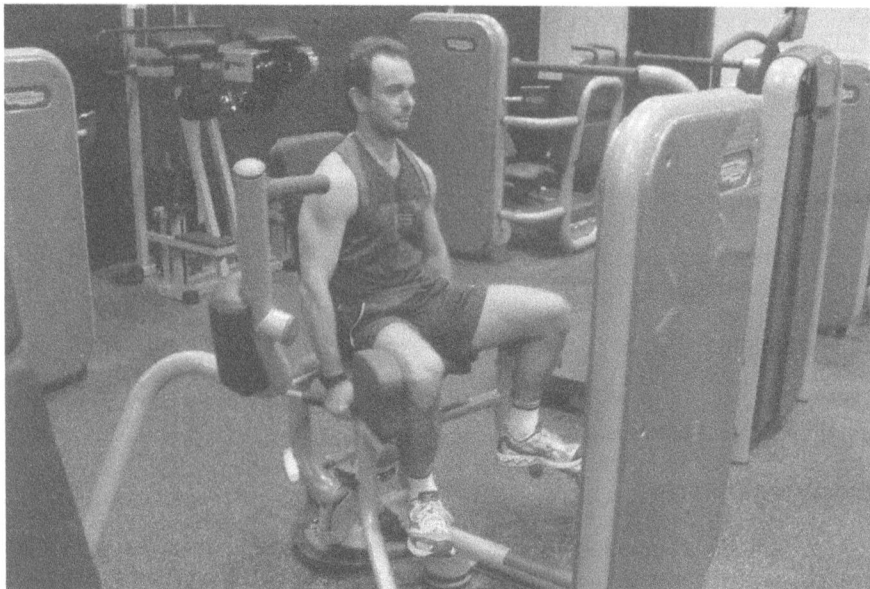

Posición final

Errores más comunes

- separar el tronco del respaldo
- no controlar el movimiento
- separar más una pierna que la otra, o hacerlo a velocidades diferentes.

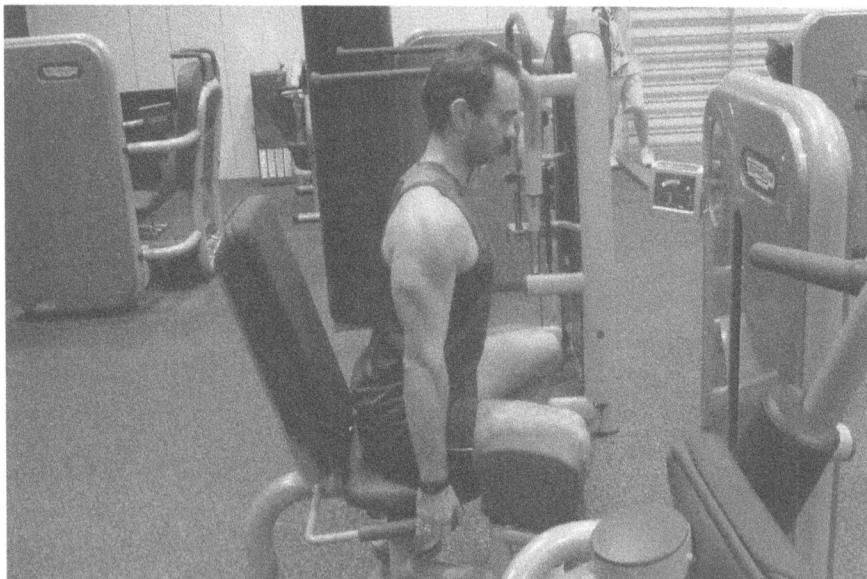

Error: separar el tronco del respaldo

Estiramientos

Lo más importante en este ejercicio son los estiramientos de glúteos, que pueden hacerse sentado con una pierna extendida y apoyada por completo en el suelo, cruzando la otra por encima y flexionada, traccionando de la rodilla hacia el lado contrario y sin despegar el pie del suelo.

Ayudas

En caso de ser necesarias ayudas, se han de realizar desde la parte frontal, pues no se sabe previamente cuál de las dos piernas será la que necesite esa ayuda. El método es empujando ligeramente de las almohadillas.

Variantes

Las variaciones en este ejercicio pasan por la mayor o menor inclinación del respaldo, en caso de que la máquina lo permita. Una mayor inclinación hacia la horizontal repercute en una implicación mayor de los glúteos medios, mientras que a medida que se aproxime más a la vertical trabajarán más los glúteos mayores. Si la máquina no permite esta inclinación del respaldo, se puede realizar inclinando el tronco, si bien no es lo más recomendable.

18. ABDUCCIÓN DE CADERA EN POLEA BAJA

Músculos implicados:

- principales: glúteos medio y menor.
- secundarios: glúteo mayor.

Calentamiento

Conviene realizar sentadillas sin peso y circunducciones de cadera como calentamiento a este ejercicio, así como patadas en posición arrodillado a cuatro patas.

Ejecución correcta

De pie, con el tronco recto, mano agarrada a algún soporte o a la pared para fijar el cuerpo, y una polea atada al tobillo, realizar elevaciones laterales (abducciones de cadera) de la pierna, volviendo a la posición inicial de forma controlada. La rodilla siempre ha de permanecer en extensión.

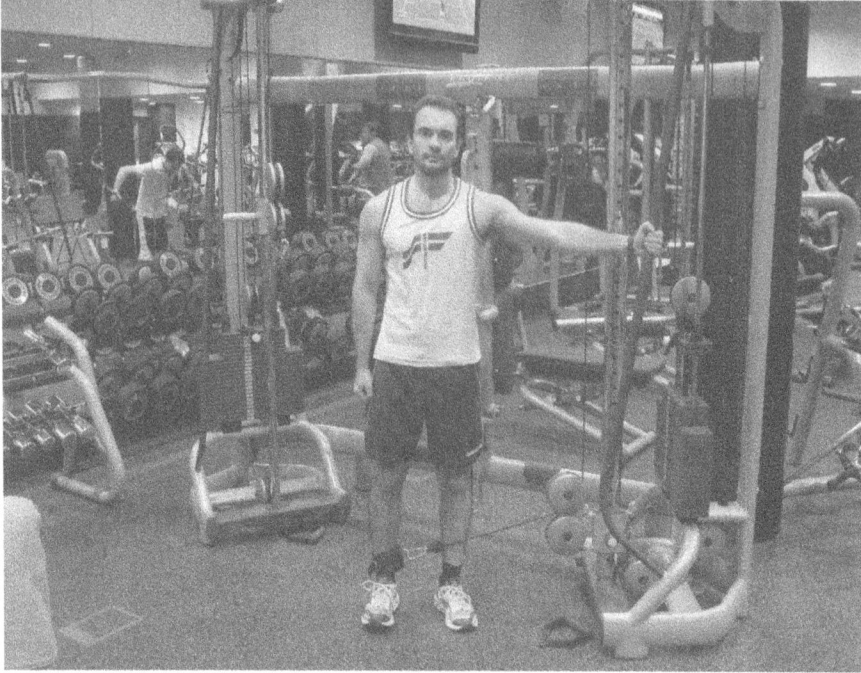

Posición inicial

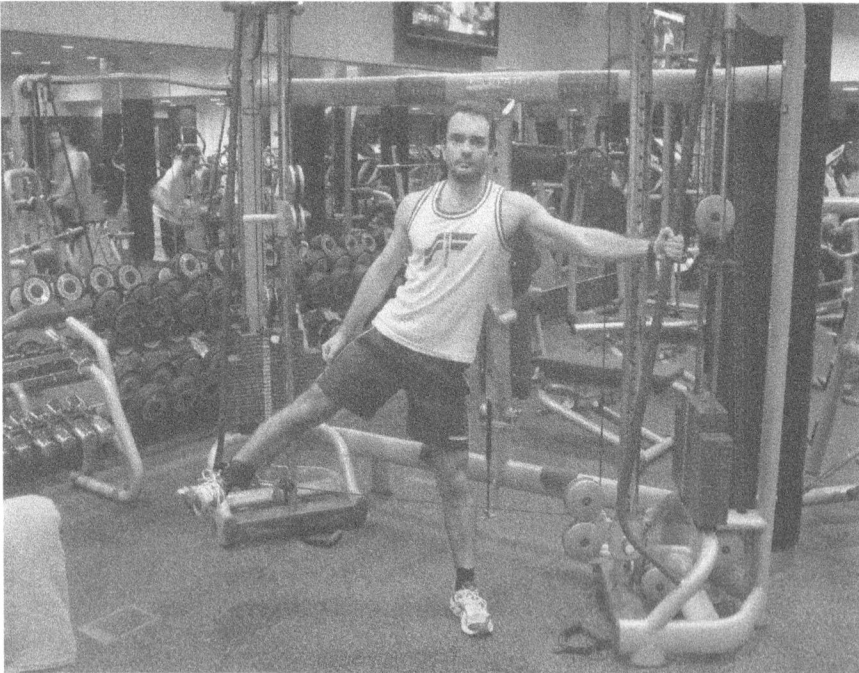

Posición final

Errores más comunes

- no controlar el movimiento de vuelta de la pierna al suelo
- arquear la espalda.

Estiramientos

Lo más importante en este ejercicio son los estiramientos de glúteos, que pueden hacerse sentado con una pierna extendida y apoyada por completo en el suelo, cruzando la otra por encima y flexionada, traccionando de la rodilla hacia el lado contrario y sin despegar el pie del suelo.

Ayudas

Las ayudas para este ejercicio consisten en una pequeña tracción del cable, en caso de que esté hecho de material no abrasivo, o de la parte interior de la pierna cercana al tobillo, con especial cuidado de no flexionar la rodilla. Se puede realizar tanto desde la parte frontal como desde la trasera.

Variantes

Este ejercicio no presenta variantes de interés.

19. ABDUCCIÓN DE CADERA EN BANCO EN POSICIÓN LATERAL

Músculos implicados:

- principales: glúteos medio y menor.
- secundarios: glúteo mayor.

Calentamiento

Conviene realizar sentadillas sin peso y circunducciones de cadera como calentamiento a este ejercicio, así como patadas en posición arrodillado a cuatro patas.

Ejecución correcta

En decúbito lateral sobre un banco o colchoneta, con el antebrazo apoyado y la cabeza erguida, realizar elevaciones laterales (abducciones de cadera) de la pierna, volviendo a la posición inicial de forma controlada. La rodilla siempre ha de permanecer en extensión.

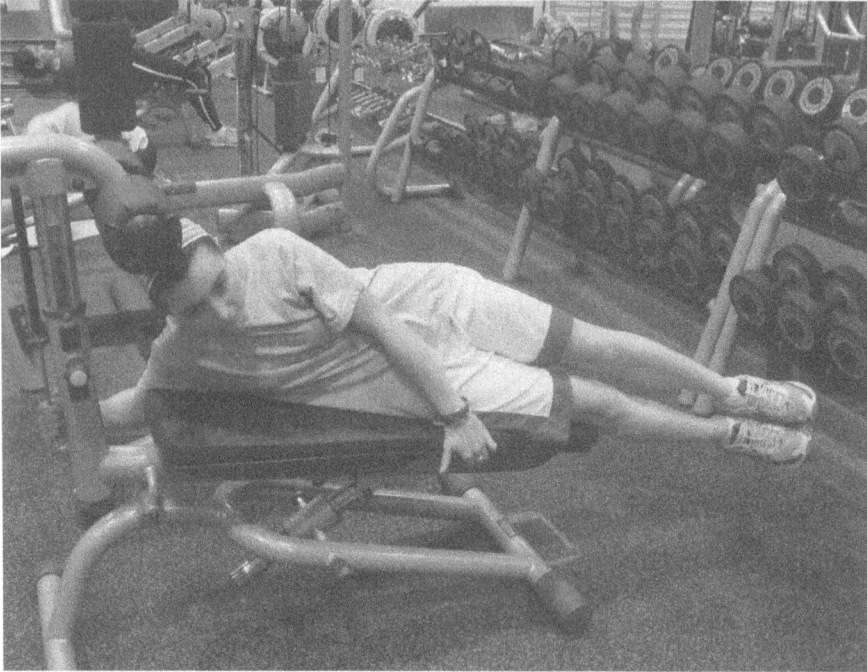

Posición inicial

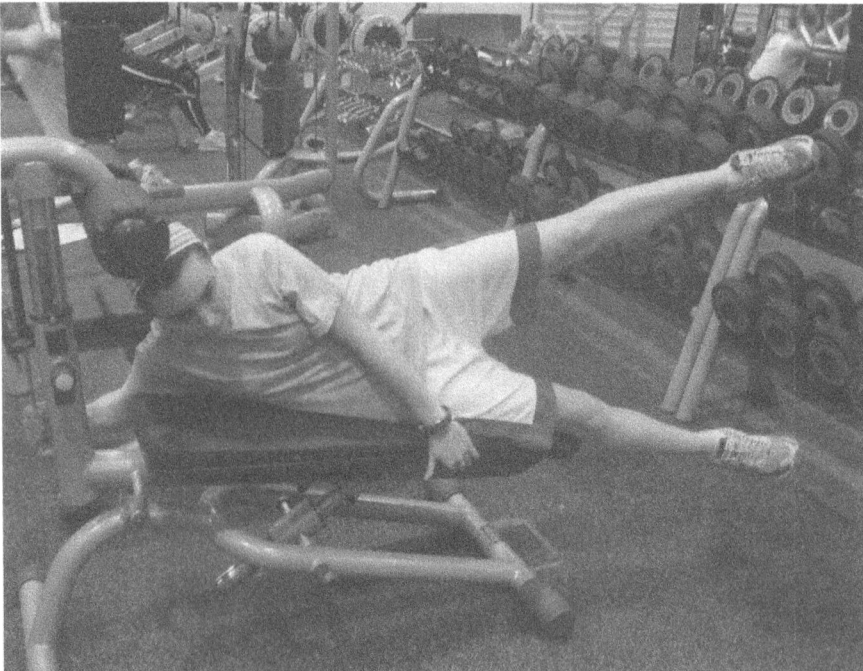

Posición final

Errores más comunes

- flexionar la rodilla.

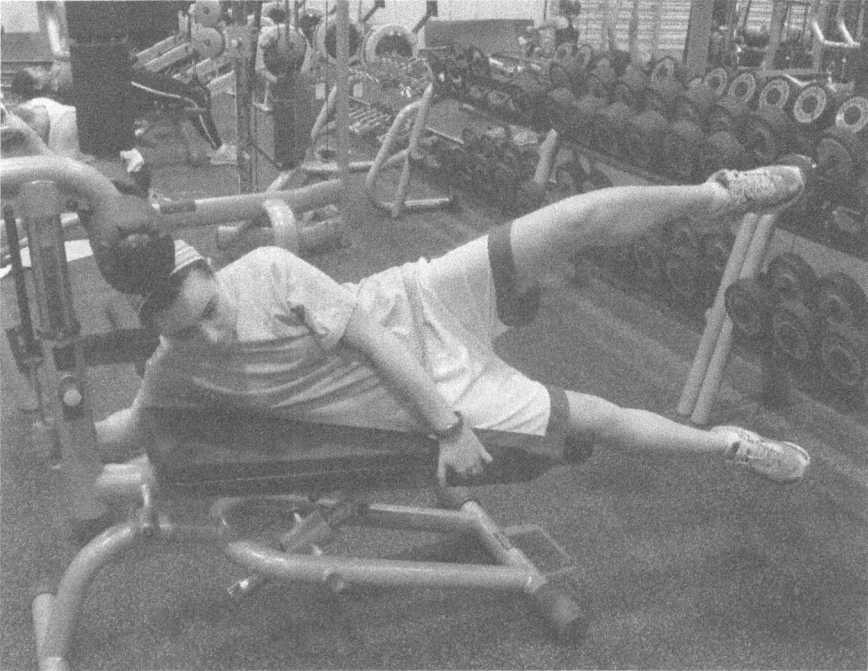

Error: flexión de rodilla

Estiramientos

Lo más importante en este ejercicio son los estiramientos de glúteos, que pueden hacerse sentado con una pierna extendida y apoyada por completo en el suelo, cruzando la otra por encima y flexionada, traccionando de la rodilla hacia el lado contrario y sin despegar el pie del suelo.

Ayudas

Las ayudas para este ejercicio no son necesarias salvo que se trabaje con lastres. En este caso, se pueden realizar tanto desde la parte frontal como desde la trasera, y consisten en una ligera elevación de la pierna cogiéndola desde la parte interna del muslo y de la pierna con una mano en cada sitio.

Variantes

Este ejercicio se puede realizar con lastres en los tobillos.

F) ADDUCTORES

20. ADDUCCIÓN DE CADERA EN POLEA BAJA

Músculos implicados:

- principales: adductor mayor, adductor menor, adductor medio, recto interno, pectíneo.
- secundarios: no hay.

Calentamiento

El mejor calentamiento para este ejercicio es realizar sentadillas sin peso.

Ejecución correcta

De pie, con el tronco recto, mano agarrada a algún soporte o a la pared para fijar el cuerpo, y una polea atada al tobillo, desplazar la pierna por delante de la que está apoyada, elevándola hacia el lado contrario.

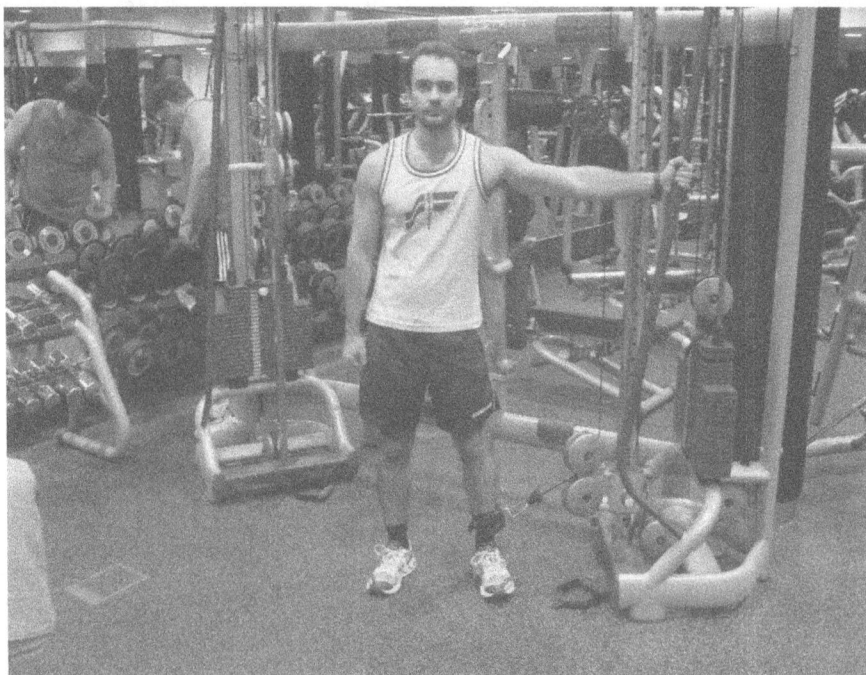

Posición inicial

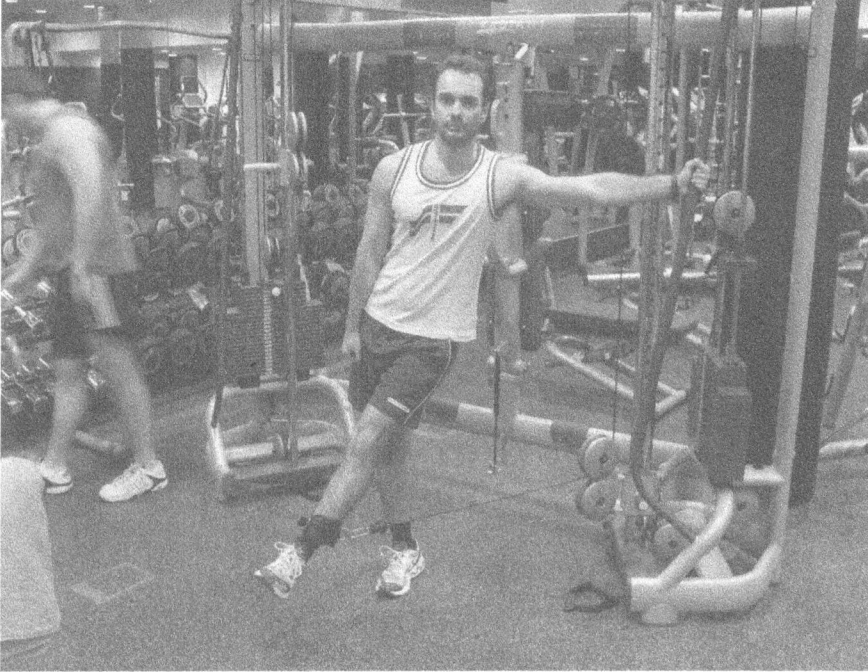

Posición final

Errores más comunes

- no controlar el movimiento de vuelta de la pierna a la vertical
- inclinar el tronco.

Estiramientos

Para estirar los músculos adductores de cadera, se pueden realizar aperturas de piernas desde la posición de pie, apoyándose con las manos en un banco, en una espaldera o en el propio suelo en función de la flexibilidad de la persona. También se puede realizar una elevación lateral de la pierna para apoyar el pie en una espaldera a la altura de la cadera, con la rodilla recta, y rotar el cuerpo. Otra de las múltiples formas de estirar los adductores es en posición sentado, con las rodillas flexionadas, las piernas en rotación externa y las manos agarrando los pies, intentando que las rodillas toquen el suelo.

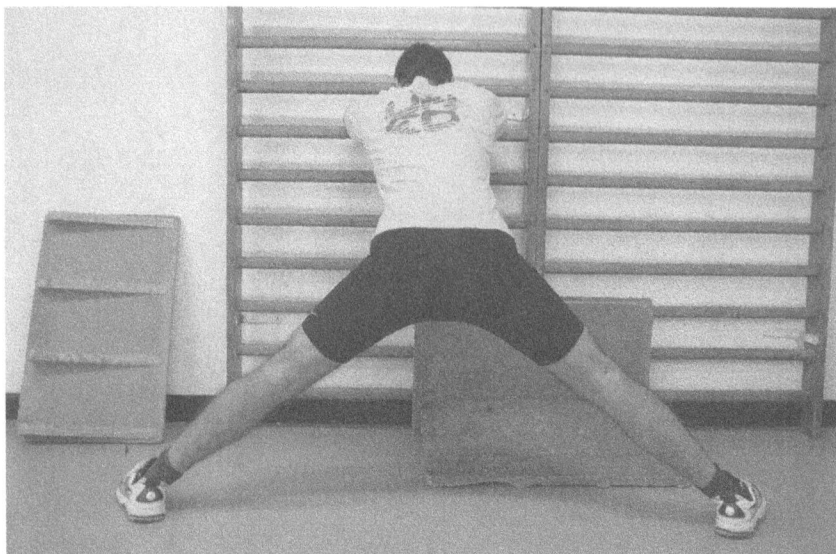

Estiramiento de adductores

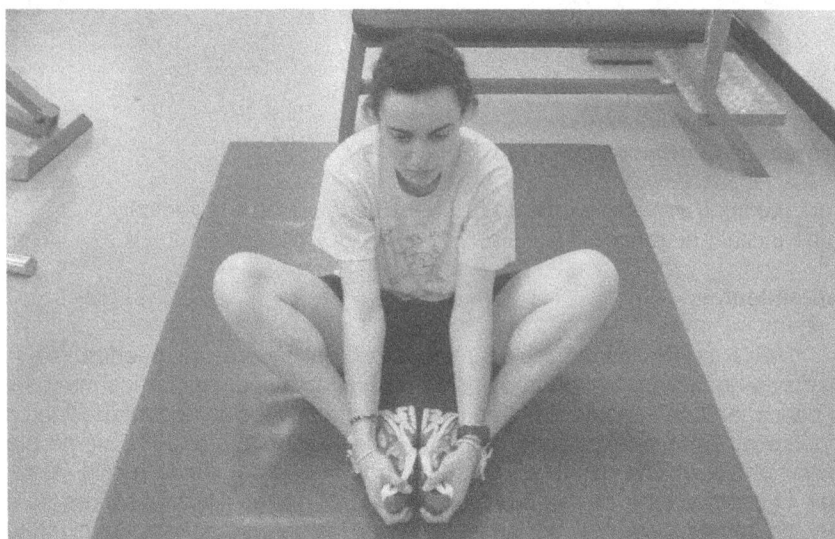

Estiramiento de adductores

Ayudas

Las ayudas para este ejercicio consisten en una pequeña tracción del cable, en caso de que esté hecho de material no abrasivo, o de la parte externa de la pierna cercana al tobillo, con especial cuidado de no flexionar la rodilla. Se debe realizar desde la parte frontal.

Variantes

Este ejercicio no presenta variantes de interés.

21. ADDUCCIÓN DE CADERA EN MÁQUINA

Músculos implicados:

- principales: adductor mayor, adductor menor, adductor medio, recto interno, pectíneo.
- secundarios: no hay.

Calentamiento

El mejor calentamiento para este ejercicio es realizar sentadillas sin peso.

Ejecución correcta

Sentado en la máquina, con el tronco bien apoyado en el respaldo y las piernas en los soportes destinados a ese fin, juntar los muslos y volverlos a separar, controlando en todo momento el movimiento.

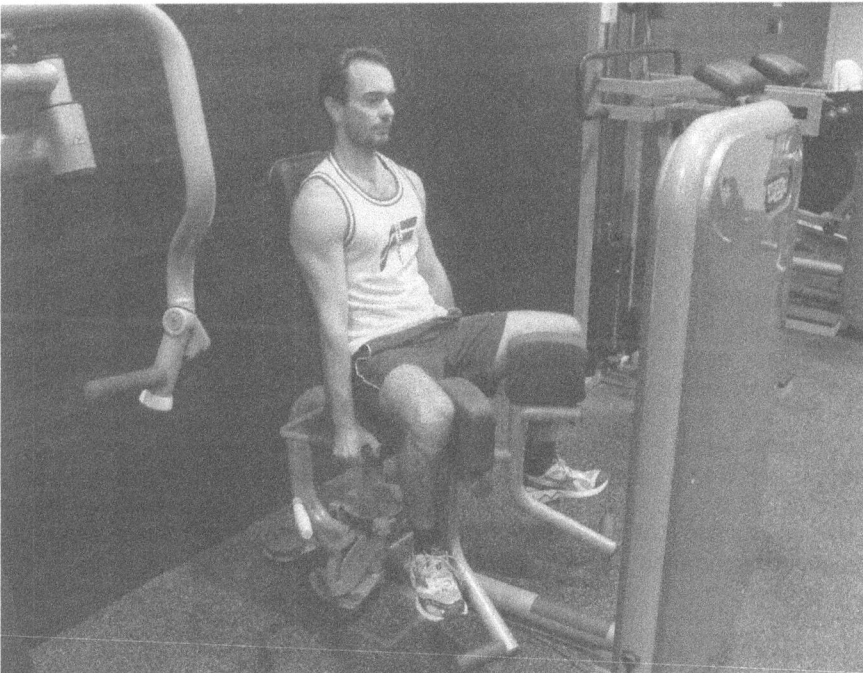

Posición inicial

69

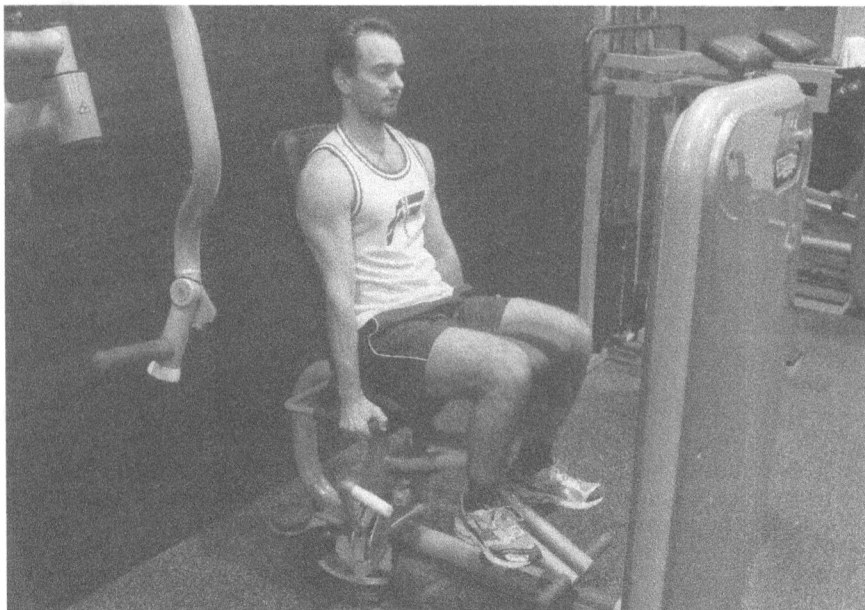

Posición final

Errores más comunes

- separar el tronco del respaldo
- no controlar el movimiento
- separar más una pierna que la otra, o hacerlo a velocidades diferentes.

Estiramientos

Para estirar los músculos adductores de cadera, se pueden realizar aperturas de piernas desde la posición de pie, apoyándose con las manos en un banco, en una espaldera o en el propio suelo en función de la flexibilidad de la persona. También se puede realizar una elevación lateral de la pierna para apoyar el pie en una espaldera a la altura de la cadera, con la rodilla recta, y rotar el cuerpo. Otra de las múltiples formas de estirar los adductores es en posición sentado, con las rodillas flexionadas, las piernas en rotación externa y las manos agarrando los pies, intentando que las rodillas toquen el suelo.

Ayudas

En caso de ser necesarias ayudas, se han de realizar desde la parte frontal, pues no se sabe previamente cuál de las dos piernas será la que necesite esa ayuda. El método es empujando ligeramente de las almohadillas o la parte externa de las rodillas.

Variantes

Este ejercicio no tiene variantes de importancia.

BIBLIOGRAFÍA:

Alter, M.: *Los estiramientos: bases científicas y desarrollo de ejercicios*, Paidotribo, Barcelona, 2000.

Blum, B.: *Los estiramientos*, Hispano Europea, Barcelona, 1998.

Kapandji, A. I.: *Fisiología articular II: miembro inferior*, Editorial Médica Panamericana, Madrid, 1997.

Netter, F.: *Atlas de anatomía humana*, Masson, Barcelona, 2007.

Putz, R. y Pabst, R.: *Sobotta, Atlas de anatomía humana. Tronco, abdomen y miembro inferior*, Editorial Médica Panamericana, Madrid, 2006.

www.ingramcontent.com/pod-product-compliance
Lightning Source LLC
Chambersburg PA
CBHW081201270326
41930CB00014B/3251